薬物離脱
ワークブック

松本俊彦・伊藤絵美
監修

藤野京子・鷲野薫・藤掛友希
両全会薬物
プログラム開発会
著

金剛出版

監修者まえがき

　私は，薬物依存症の治療を専門とする精神科医です。

　これまでの臨床のなかでずっと感じてきたのは，「薬物をやめるのは簡単，しかしやめ続けるのはむずかしい」ということです。

　実際，多くの人たちがそれほど苦労せずに覚せい剤を数週間，あるいは数カ月間やめています。しかしそれだけに，「いつでもやめられるから，たまにはいいだろう」という油断が生じ，あっけなく再使用となってしまいやすいのも事実です。

　こうした油断を少しでも減らすのによい方法は，継続し，くりかえすことです。そして，忘れないでほしいのは，「薬物依存症の治療は『貯金』できない」ということです。ある時期どこかで集中的に治療やプログラムを受けたとしても，それきりになってしまえば，すぐにその効果はゼロに戻ります。

　ですから，このワークブックを使って一通りの勉強を終えた後も，本書をいつも手もとに置き，毎日3分ほどかけてどこかのページを斜め読みする習慣を続ける──もちろん，これはあくまでも提案です──といった工夫が大切です。

　さて，今回，自分が育てたSMARPPが，伊藤絵美先生のすばらしいお仕事と「結婚」し，この新たなワークブックが「誕生」したことを，大変うれしく思っています。「仲人」を務めてくださった藤野先生，鷲野先生には心より感謝申し上げます。

　本書が薬物問題を抱える人にとっての希望となることを心より願っています。

松本俊彦

監修者まえがき

　こんにちは。私は普段自分の運営するカウンセリングルームで，日々，さまざまな悩みや問題を抱えて悩む人たちを相手に，認知行動療法と呼ばれる手法を使ってカウンセリングを行っている者です。認知行動療法では，自分のストレスに気づき，ストレスを具体的に整理した上で，そのストレスから自分を救うために「認知（頭の中の考えやイメージ）」と「行動（実際に起こす振る舞いや動作）」をあれこれと工夫する，そのやり方を学んでもらいます。最初はストレスにやられっ放しだった人が，認知行動療法を学び，練習し続けるなかで，自分のストレスを上手にモニター（観察）できるようになり，認知と行動の工夫を通じて自分を上手に助けられるようになっていくのを，日々目の当たりにすると，「人間の学ぶ力はすごいなあ」「人はいくつになっても変わっていけるんだなあ」と感嘆するばかりです。

　本書を手に取る方は，ストレスから自分を助けるために薬物などに頼ってしまいがちな人やその家族の方々だと思います。もしかするとそういう自分（または家族）を責める気持ちでいっぱいになってしまっている人もいるかもしれません。しかし自分（または家族）を責めることは新たなストレスを生むだけで，真の意味での「自分助け」にはつながりません。本書をきっかけにしていただき，薬物以外の自分助けの手段をたくさん見つけられればいいのです。上にも書いた通り，それには練習が必要です。気長に，少しずつ練習を日々続ける中で，自分を助ける力は着実に強まっていきます。ぜひ本書を通じてさまざまなワークに取り組むなかで，自分の抱えるストレスによりよく気づき，ストレスから自分を助けるさまざま方法を身につけてい

ただきたいと思います。それができれば，気がつくと薬物など
を使わなくても大丈夫な自分になっていることでしょう。

伊藤絵美

本書の使い方

　本書は，これまで薬物をやめ続けられなかった人のためのものです。これからの社会生活で，薬物を使わずにすむお手伝いができるならばと思って作りました。

　各回は，「ここで学ぶこと」で始まります。つづいて，「その回を始める前に……」を設けました。その回を学んでみようという気持ちを高めるために，その回で扱うことに関連した経験を書いてもらうことにしました。そして，最後に，「その回のまとめ」を設け，その回で何を学んだかを確認できるようにしました。言葉や表現もできるだけ難しくならないよう心がけました。

　本書をパラパラとめくって，およその内容がわかるよう，タイトルを目立たせました。また，文中の大切な箇所を青字表示にしましたので，一度学習した後は，その部分を拾い読みするのもよいでしょう。加えて，ビジュアルに訴えようと，イラストや表を多めに入れましたので，イメージを広げたり概念を整理したりするのに利用してください。

　ワークブック形式になっていますから，思いついたことを積極的に書き込みましょう。一般論を学ぶのではなく，ご自身に見合った対策を考えてもらう意図から，これらのワークを設けてあります。書き込んだものを読み直してもらうことで，その書き込んだ内容を定着させることもねらっています。ですから，書くのが面倒などと言って，省略してしまわないことをおすすめします。

　本書は，2部構成になっています。第Ⅰ部では，薬物を中心テーマに

据えています。薬物を使うことの弊害，薬物をやめられなくなっていくわけ，薬物をやめ続けていくプロセス，これから薬物をやめ続けるにはどのようなことに留意して生活していくとよいか，などを扱っています。一方，第Ⅱ部は，薬物に頼らずに社会適応していく方法を取り上げています。つまり，生きづらいと感じたとして，どのように考えたり行動したりしていくのがよいかを扱っています。

　24章で構成されていますが，第Ⅰ部と第Ⅱ部は違った内容になっていますから，第Ⅰ部のある章に取り組んだ後，第Ⅱ部のある章に取り組むなど，交互に取り組んでかまいません。また，もう薬物をやらないから第Ⅰ部の内容は不必要と思われる方は，ひとまず社会生活を快適に過ごすことを目指した第Ⅱ部から取り組むのもよいでしょう。第Ⅱ部に取り組む中で，やはり薬物のこともじっくり考えたいと思うようになるかもしれません。

　よければ，第1回目を最初に読んでください。本書がどういう意図で書かれているかを理解してもらうためです。第Ⅰ部の残りの第2回～第11回については，この順序だとわかりやすいと思って配置しましたが，興味のあるところから始めてもらってかまいません。そして，第2回～第11回を終えた後に，第12回に取り組んでください。第12回は第Ⅰ部で扱ったことのまとめです。ですから，第12回を読んでみて，十分に理解できていないと気づいたら，その回に戻って，理解を深めるようにしてください。そして，定期的に第12回を読み直して，以前取り組んだときの自分の書き込み内容と同じか，違うとして，それはどうしてかなどを考えてみてください。

　第Ⅱ部は，薬物をやめなければならないと頭では分かっているけれど，薬物をやらないとどうにもつらいと感じる人には，特におすすめです。気持ちの落ちつかせ方や前向きな考え方など，上手に社会生活を送っていけるような方法が学べるからです。第20回～第22回については，こ

の順序でやらないと少し分かりにくいかもしれませんが，基本的に第13回〜第19回，第23回は順不同でかまいません。ただし，気分が動揺しやすい人は，第13回で学ぶ方法を体得し，自分の内面を見つめて気持ちが揺らぎそうになった場合，その方法を使って落ち着きを取り戻せるように準備しておくことをおすすめします。このほか，第16回を読んだ後の方が，第17回〜第22回の説明は分かりやすいかもしれません。第24回は第Ⅱ部で扱ったことのまとめですから，第13回〜第23回を終えた後，取り組んでください。そして，その中で，十分に理解できていないと気づいたら，その回に戻って，理解を深めるようにしてください。そして，第12回と同様，この第24回についても定期的に読み直して，以前の書き込み内容と比較して，その違う理由などを考えてみてください。

　この本は一人で読み進められるよう作られていますが，指導者と一緒に読み進めたり，薬物を使っている人同士のグループで一緒に読み進めてもかまいません。指導者やグループで一緒に読み進める場合，「各回を始める前に……」を宿題として，時間を有効に使う工夫をするのもよいでしょう。また，グループで読み進める場合，書き込み内容を互いに発表し合うなど意見交換してみると，この本への理解が一層深まることでしょう。

目次

監修者まえがき●松本俊彦 ———————————— 3

監修者まえがき●伊藤絵美 ———————————— 4

本書の使い方 ————————————————— 6

I

第1回
プログラムを始めるにあたって ——————————— 15

第2回
薬物がもたらす害 ————————————————— 25

第3回
薬物への欲求と引き金 ——————————————— 39

第4回
内的な引き金と外的な引き金 ———————————— 51

第5回
薬物を使っていた生活からの回復段階 ——————— 63
最初の1年間

第6回
依存症ってどんな病気? —————————————— 77

第7回
計画どおりの生活 ——————————————— 87

第8回
再発を防ぐには ——————————————— 99

第9回
合法ドラッグとしてのアルコール ——————— 113

第10回
薬物と人間関係 ——————————————— 129

第11回
睡眠薬・抗不安薬，マリファナ，危険ドラッグ ——— 141

第12回
薬物離脱へのまとめと対策 ——————————— 153

II

第13回
安全な気持ちになれるイメージやもの ————— 167

第14回
支えてくれる人を探す ——————————— 181

第15回
生きづらさと心の回復力 ——————————— 197

第16回
ストレスを考える ——————————————— 209

第17回

体験に気づくようにする ——————————— 221

第18回

体験をそのまま受け止め，去っていくのを見守る ——————— 239

第19回

対処方法を身に付ける ——————————————— 255

第20回

生きづらさに関係する考え方 ——————————— 269

第21回

生きづらさに関係する反応 ———————————— 285

第22回

幸せな考え方と健康的な大人の反応 —————————— 297

第23回

社会適応にむけて ————————————————— 313

第24回

社会適応へのまとめと対策 ———————————— 327

参考資料
　◉ 薬物依存等の相談ができる機関 ———————————— 339
　◉ 全国のDARC（ダルク）& MAC（マック）————————— 343

あとがき：両全会薬物プログラム開発会を代表して● 鷲野 薫 ———— 345

I

第1回

プログラムを始めるにあたって

年　月　日

ここで学ぶこと

▶このプログラムに参加するにあたっての自分の気持ちを確認しましょう。

▶薬物をやめることができるのは、あなた自身です。あなた自身がその気になることが大切であり、本ワークブックはそれを援助するものです。

▶薬物をやめ続けるためのポイントを理解しましょう。

第1回を始める前に……

💡 薬物を使ったことで、困ったことはありますか？ 今、薬物について、どんな思いや考えがありますか？

....
....
....
....
....

💡 これからの生活について、どんな関心事や心配事（薬物を使うこと以外でもかまいません）がありますか？

....
....
....
....

1 このプログラムのスタンス

このプログラムは，薬物をやめ続けるのに少しでも役立てばと考えて，多くの現場スタッフや専門家が力を合わせて作ったものです。

といっても，「もう二度と薬物に手を出さなくなる」といった魔法のプログラム，あるいは無敵のプログラムなど，世界中，どこを探してもありません。その意味では，残念ながら，「このプログラムを受ければ絶対に安心」などと偉そうなことはいえません。

しかし，このプログラムでは「このような工夫や注意がよいらしい」とか，「こんなことを試した人は，薬物をやめ続けるのに成功する確率が高い」といった知恵や知識を，皆さんと一緒に学んでいきます。

もちろん薬物をやめるかやめないかを決めるのは，あなた自身です。それでも薬物を使ってきた自分を振り返ることは，あなたのこれからの生活にとって無駄ではないはずです。もしかすると，このプログラムでいろいろ考えたり振り返ったりすることで，これからの生き方のヒントが見つかるかもしれません。

2 薬物への誘惑

病院などの施設で生活するのに比べて社会での生活では，薬物への誘惑がたくさんあります。その理由を考えてみましょう。

①その気になれば薬物を手に入れて使うことができる

施設での生活では，薬物を手に入れるのは簡単ではありませんし，そのような場所にいると，薬物への欲求もあまり感じません。しかし，ひとたび社会に出ると，いろいろな誘惑がありますし，実際，その気になれば薬物を手に入れることもできてしまいます。

②薬物を使っていた仲間に出会ったり，実際に薬物を見てしまう

以前の薬物仲間に偶然出会ったり，気になる薬物が目の前にある場合，それを我慢するのは簡単なことではありません。

③ちょっと使うだけならば影響はない

久しぶりに薬物に手を出したとしても，最初の数回は，以前よりも控えめに使い，仕事などにも支障が出ないようにコントロールできるかもしれません。

そうなると，「こういう風に節度をもって使えば，周りにもバレないし，前みたいに逮捕されたり入院させられたりすることはないだろう」と考えることでしょう。

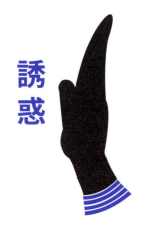

しかし，多くの場合，それは最初のうちだけです。やがて（たいていは，前よりも短い使用期間で），前よりもはるかにひどい使い方に陥ってしまいがちです。

④生活が思いどおりにならないなどの不安・不快感あるいは焦燥感

社会では，なかなか思いどおりにならないことも多いでしょう。自分なりに必死に頑張っているのに成果が出なかったり，周りが認めてくれなかったりすることが多々あります。また，真面目にやっているのに，周りがいつまでも「またクスリをやっているのか」などと自分を疑うなど，さまざまな偏見や差別にさらされることもあるでしょう。そうしたことがあるたびに，腹が立ったり，不安や失望を感じたりします。そして「いけない」と頭では分かっているものの，そのときどきでいいわけをしては，薬物を使ってしまうかもしれません。

3 プログラムに参加することの意味

　このようなプログラムに参加することに消極的な人がいます。迷う理由としてよくきかれるものを以下に説明することにします。

①「もう何度もプログラムはやりました」

　薬物を「やめる」のは簡単です。あなたもこれまでに，数日とか数週間，あるいは数カ月程度ならば，何度もやめるのに成功してきたのではないでしょうか。

　しかし，難しいのは，「やめ続ける」ことです。

　では，薬物をやめ続けるには，どうしたらよいのでしょうか。

　それは，薬物をやめるためのプログラムに何回でも繰り返し参加することです。すでにどこかで参加したから，同じようなプログラムに繰り返し参加する必要はないと思う人もいるでしょう。しかし，プログラムに参加することは，薬物をやめ続けることの大きな防波堤となることでしょう。

②「プログラムのほかに優先すべきことがあります」

　これからの社会生活では，仕事への復帰や家族関係の修復など行わなければならないことが山積みで，プログラムに割く時間ももったいない，あるいは，やるべきことが多く心も体もヘトヘトなので，プログラムに参加するよりも休息を取りたい，などと考える人もいるでしょう。

　しかし，薬物再使用の危険は，しばしば不意打ちのように襲ってきます。意外に多いのは，仕事が順調に続いて経済的に安定し，さらに新しい友人や恋人などができたり，かつて傷つけてしまった家族との信頼関係が修復しかけたころ，つまり，誰がどう見ても人生がうまくいって見えるときです。まるで誰かが罠でも仕掛けたかのように，人は薬物の

誘惑に不意打ちされ，不思議なほどあっさりと薬物の欲求に降参してしまったりするのです。それがいつなのかは誰にも分かりません。

ただし，世界中の研究が，「こうしたプログラムにより長い期間，より多くの回数参加した人の方が，再逮捕される人の割合が少ない」ことを明らかにしています。そうであるならば，少しでも成功する確率の高い方にかけてみるのが，賢いやり方といえます。今できるのは，ちょうど「保険をかける」つもりで，プログラムに参加することです。

「自動車保険に入っているときには，案外，事故にあわないのに，やめるとなぜか事故にあう」みたいな経験はないでしょうか。保険とはそういうものであり，このプログラムもそれに似ているところがあります。

③「プログラムに参加すると，かえって薬物のことを思い出してしまいます」

このような理由から，「プログラムは逆効果ではないか」と考える人もいます。しかし，この考え方にはどうも誤解があるようです。

というのも，薬物をやめ続けるのに必要なのは，「薬物のことをすっかり忘れること」ではないからです。むしろ「自分は薬物の誘いを受けると（あるいは，目の前で薬物を見ると），意志の力では自分をコントロールできない体質になってしまっている」ということをしっかりと胸に刻み，かたときも忘れないようにすることが，大切なのです。

何の依存症であれ，「依存症」と呼ばれる状態になっている人は，最後にそれを使ったときの「罪悪感」や，その結果として生じた「嫌な出来事」の記憶を，不思議なほどすぐに忘れてしまいます。まさに「喉元過ぎれば熱さを忘れる」という特徴をもっています。しかもその一方で，なぜか使い始めたころの「楽しさ・気持ちよさ」はなかなか忘れられないようです。だからこそ，アルコール依存症の人は，何度も「もう酒はやめた」と誓いながら飲み続け，覚せい剤依存症の人は，「これが最後の一発」と思ってはなぜか何十回も繰り返すわけです。

完璧な解決策はありません。しかし，今ここでできることをやってみませんか？ それは，どうすれば薬物の欲求から自分を守ることができるのかという対策を練っていくことです。

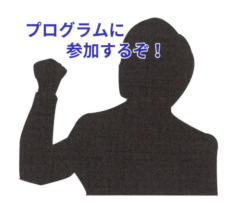

1 プログラムを始めるにあたって

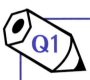

1 プログラムを始めるにあたって

Q1 このプログラムへの参加について、あなたの今の気持ちを確かめてみましょう。

→ このプログラムへの参加をどのように考えていますか？

....
....
....
....

→ このプログラムに参加して、どんなことを学んだり身につけたりしたいですか？

....
....
....
....

→ このプログラムを終了するころ、どんな状態になっていたいですか？

....
....
....
....

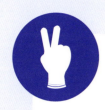

第1回のまとめ

☐ 薬物を使うことへの誘惑が多い社会での生活において，このプログラムは薬物をやめ続ける一助となることを理解しました。

☐ このプログラムに参加する今の自分の気持ちを確認しました。

第2回

薬物がもたらす害

年　　　月　　　日

ここで
学ぶこと

▶薬物が，人間の心にどんな影響を与えるのかを理解しましょう。

▶薬物が，脳に影響を与えて，その結果，人間の心が変わってしまうことを理解しましょう。

▶薬物が，脳以外にも体のさまざまなところに悪影響を及ぼすことを理解しましょう。

第2回を始める前に……

💡 薬物を繰り返し使ったことで，あなたの心がどのように変わったと思いますか？

....
....
....
....
....

💡 薬物を繰り返し使ったことが，あなたの体にどんな影響を与えたと思いますか？

....
....
....
....
....

1 なぜ薬物が問題なのか？

あなたは覚せい剤などの薬物について、「ほんのちょっと使っている程度だから問題ない」と思っているかもしれません。しかし、多くの人が、薬物を使っているうちに、コントロールできなくなって、さまざまな問題を抱えるようになっていきます。

そこで、覚せい剤などの薬物が、人間の心や体にどのような影響を与えるのかについて考えていきましょう。

2 薬物の心への影響

薬物は、心にさまざまな害を与えますが、ここでは、おもなものを8つ取り上げます。

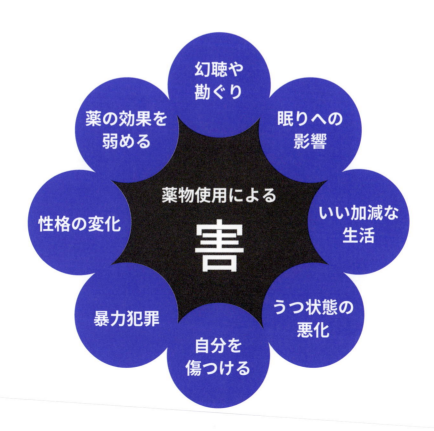

1 幻聴や勘ぐり

薬物を使っていると，人がいないのに声がきこえたり（幻聴），「自分が警察に追われているのでは？」という勘ぐり（妄想）が生じたりすることがあります。

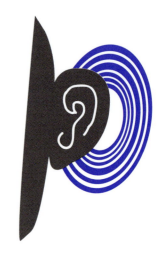

こうした体験をした人は，薬物をしばらくやめた後でも，ほんの少しだけ使うだけで，幻覚や妄想がぶり返すことがあります。薬物を使わなくても，大酒を飲んだり心理的なストレスがきっかけになって，同じような症状が出ることもあります。これをフラッシュバックといいます。

さらにひどくなると，薬物をやめて何年経っても，慢性的に幻覚・妄想状態が現れたり，無気力状態（無動機症候群）や認知症のような状態が続いたりすることもあります。

2 眠りへの影響

覚せい剤などの薬物によって，眠くなくなってしまうことがあります。しかし，眠ることで，人の心や体の疲れはなくなるのです。眠くないのは薬物がまちがった指令を出した結果であって，心や体が疲れていないからではありません。十分な睡眠をとらないと，心も体も実際にはどんどん疲れがたまっていきます。

3 いい加減な生活

眠るはずの時間に寝ないなど，不規則な生活をしているうちに，決められた時間に何かをするということができなくなって，仕事などの約束もすっぽかすようになります。

判断力もにぶり，しっかりと考えずに，変な行動をするようになりま

す。たとえば，薬物に，どんどんお金をつぎ込むなどです。そして，そのような生活を立て直そうと考えることも，少なくなっていきます。

4 うつ状態の悪化

薬物を使用すると，落ち込んでいた気分が少しの間楽になった感じがするかもしれません。薬物は一時的に気分を和らげてくれますが，その効果が切れた後には，前よりももっと落ち込んだ気分になることが，少なくありません。

うつ病の人が薬物を使用すると，自殺の危険性も高まるといわれています。

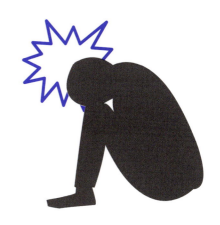

5 自分を傷つける

薬物は理性のはたらきを弱めて，感情のコントロールを効かなくさせます。そのため，何か辛い感情を抱えている場合，我慢ができなくなり，突発的に治療薬のまとめ飲みやリストカットのように自分の体を傷つける行動を引き起こすことがあります。

6 暴力犯罪

薬物は，自分の体を傷つけてしまうだけではありません。多くの研究が薬物依存症と暴力行為との関係を指摘しています。

薬物依存症の人は，そうでない人よりも，殺人や傷害などの暴力犯罪を起こす確率が高いともいわ

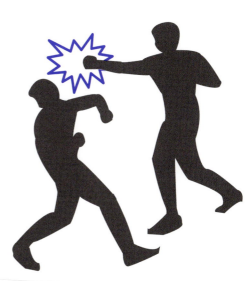

れています。これも，薬物の影響で理性のはたらきが弱められて，感情のコントロールが効かなくなってしまうからです。

7 性格の変化

薬物を使い続けるうちに，性格も変わってきます。無気力で無責任，情緒的にも不安定になりやすく，ささいなことでキレたり，人の話にじっくりと耳を傾けられなかったりと，自己中心的な物の見方・考え方しかできなくなります。

8 薬の効果を弱める

薬物は，睡眠薬や治療薬（安定剤や抗うつ薬など）の効果を弱めたり，悪影響を与えたりします。薬物を使っていると，うつ病や不眠症を治すための治療薬をいくら飲んでも，効かなくなってしまいます。これではいくら病院に通っても，精神障害はよくなりません。

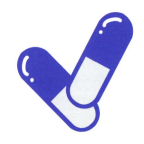

Q1 これまでに挙げた 1〜8 の中で，「自分に当てはまるかも……」と思った項目はどれですか？ また，そのときの体験を具体的に書いてみましょう。

➡ 当てはまると思った項目

....
....

➡ あなたの体験の具体例

....
....
....
....
....
....
....
....
....

2 薬物がもたらす害

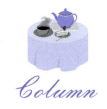

Column

重複障害とは？

　一人の人に，2つの障害が同時にあることを「重複障害」と呼びます。精神障害（統合失調症，躁うつ病〈双極性障害〉，パニック障害，PTSD〈心的外傷後ストレス障害〉など）のある人が，覚せい剤などの薬物を使っていることは，めずらしくありません。

　精神障害を発病した後に薬物の乱用がはじまる人もいます。反対に，薬物を使っているうちに，その後遺症として精神障害を発病する人もいます。

　精神障害をもつ人は，そうでない人に比べると，ずっと薬物の依存症になりやすいことが知られています。精神障害で生じる不安感，イライラ感，不眠，

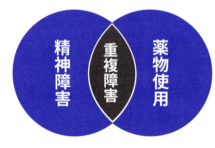

幻聴・幻覚や妄想といった不快で辛い症状を自分なりに和らげようとして，薬物（シンナーやマリファナなど）を使う人がいます。また，やる気を出そうとしたり，緊張感を和らげようとして，薬物（覚せい剤など）を使う人もいます。これらの薬物は一時的に症状を和らげてくれます。しかし，その効果が切れた後には，かえって症状の辛さが増すことが多いのです。自分が抱えている精神障害の症状が悪化して，精神状態が辛いときには，自分一人でなんとかしようとして薬物を使うのではなく，医者や援助者に相談しましょう。

3　薬物の体への影響

　覚せい剤などの薬物は，脳に影響を及ぼします。心臓，血管，筋肉にも影響を与えます。また，薬物を使う過程で，ほかの病気になることもあります。そのそれぞれについて取り上げていくことにします。

1 脳への影響

　覚せい剤などの薬物のさまざまな体への影響の中で，もっとも多く見られる障害は脳の障害です。脳は何千億という数の「神経細胞」から成り立っていて，私たちの思考や感情は，こうした神経細胞どうしが結びつき，非常に複雑なネットワーク回路を作ることで成り立っています。しかし，この神経細胞は，薬物が作り出す有害物質によって，消滅してしまうのです。

　これまで見てきた心の変化とは，薬物により神経細胞のネットワークが破壊されてしまったことによるものです。

　ささいなことでキレたりせず，気持ちを落ち着かせて，人の話にじっくりと耳を傾ける練習の場として，N.A.といった自助グループ（薬物をやめることを目指す人たち同士が集まったグループ），あるいはDARCなどのリハビリ施設で行われているミーティングに出席することは，神経細胞の障害に対してリハビリ効果があります。

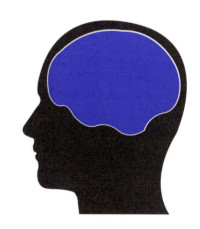

Q2 薬物使用により，あなたには，どんな体の症状がありますか？
ある場合，どんな生活上の注意やリハビリが必要だと思いますか？

→ ある ・ ない

→ ある場合，どんな症状ですか？

....
....
....
....
....

→ ある場合，これからどんなことに気を付けていきたいですか？

....
....
....
....
....

2 脳以外の体への影響

　覚せい剤は，脳だけでなく，心臓，血管，筋肉にも影響を与えます。一度に大量に薬物を使用した結果，心筋梗塞や高血圧による脳内出血を引き起こして，死に至ることがあります。また，全身の筋肉が突然溶け出し，腎臓などの臓器の障害を起こす横紋筋融解症という死に至る病気を引き起こすことも知られています。

3 薬物を使う過程でかかる病気

　血液へのウィルス感染症，とくに，C型肝炎やHIV感染症の問題は無視できません。感染症は，注射で覚せい剤を使っている人が，注射器を他人と共用（まわし打ち）することで，うつります。また，薬物を使っているときは，コンドームを使い忘れてセックスしがちですが，その結果，感染します。薬物依存者の中には，複数のセックスパートナーをもつ人も少なくないため，いったん誰か一人がC型肝炎やHIVに感染すると，あっという間に広がってしまいます。

　C型肝炎は，10〜20年経過すると，ほぼ100%が肝硬変と肝臓がんになるといわれています。C型肝炎には，インターフェロンによる治療が広く行われていますが，すべての依存性薬物をやめてから1年以上経っていることがすすめられています。断薬後まもない時期や薬物への欲求が強い時期には，インターフェロンの副作用により，フラッシュバックが起きたり，感情が不安定になり暴力的になったり，自殺衝動が高まったりすることがあるからです。

　人がHIVウイルスに感染すると，免疫力が低下し，さまざまな病気にかかってしまいます。その病気が，「エイズ（AIDS指標疾患）」と定められている病気に当てはまると，「エイズを

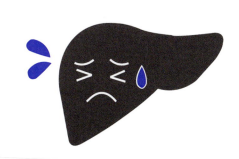

発症した」と診断されます。

　HIV感染症には，おもに「抗HIV療法」が行われます。抗HIV薬を服用することでウイルス量を減らし，体の免疫力を回復させていきます。ただし，薬は決められた時間に正しく飲む必要があり，薬の飲み忘れが続くと，HIVは治療薬が効かない耐性ウイルスとなってしまいます。薬物の問題を抱えている人は，規則的な服薬に失敗しがちです。その点に注意する必要があります。

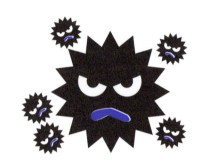

　加熱吸煙（アブリ）で覚せい剤を使うことは，感染の危険がないという点では優れています。しかし，加熱吸煙の場合，同じ効果を得るのに覚せい剤がたくさん必要で，刺激が足りないという人もいます。また，加熱吸煙の方が早く使用をコントロールできなくなってしまうことも指摘されています。

　このほか，加熱吸煙によって覚せい剤を使っている人には，目の角膜がただれる角膜潰瘍が多いことが知られています。

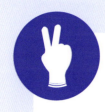

第2回のまとめ

☐ 覚せい剤などの薬物は，幻聴や勘ぐり，心も体も休めなくすること，いい加減な生活，うつ状態の悪化，自分や他人を傷つけること，性格が変わること，ほかの薬の効果を弱めること，などをもたらすことが分かりました。

☐ これらは，覚せい剤などの薬物が脳をこわしてしまう結果であると分かりました。

☐ 覚せい剤などの薬物は，心臓，血管，筋肉にも影響を与えることが分かりました。

☐ 覚せい剤を使っていく過程で，さまざまな病気にかかりやすいことが分かりました。

☐ 薬物が，あなたの脳や体にさまざまな病気を引き起こすことが分かりました。

第3回
薬物への欲求と引き金

年　月　日

ここで学ぶこと

▶薬物があなたの脳にどれだけ強い影響を与えているのかを理解しましょう。

▶薬物を欲しいと思う仕組みを理解して，なぜ，あなたが薬物を欲しくなってしまうのかを整理しましょう。

▶薬物をやめるためには，気持ちだけではなく，実際に行動しなければならないことを理解しましょう。

▶薬物について考えないようにする方法を身につけましょう。

第3回を始める前に……

💡 あなたは，どんなときに薬物を使いたくなりましたか？

....
....
....
....
....

💡 あなたは，薬物を使うのをやめようとしたことがありますか？
　どのようにしてやめようとしましたか？

....
....
....
....
....

1　薬物は本能にも打ち勝ってしまう！

　脳には，外敵から身を守るなど生き延びるための本能をつかさどる部分があります。しかし，薬物は，こうした脳のはたらきに大きな影響を与えます。以下に，それを証明する実験を紹介します。

ネズミの実験

- ネズミは危険にさらされないよう，暗い場所に逃げ込む習性がある
- 明るい場所と暗い場所を用意する
- 明るい場所で何度かネズミに薬物を与えると，ネズミは薬物を求めて，危険の多い明るい場所に，自動的に行くようになる

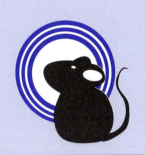

　これはネズミの例ですが，このように薬物は，本能に打ち勝ってしまうほどに，大きな影響を脳に与えるのです。

2　目の前にないのに薬物が欲しくなるのはなぜ？

　薬物がなくても，それに関連したものに触れるだけで，薬物が欲しくなる現象があります。それを次の実験で見てみましょう。

> **犬の実験**
> - 犬にエサを見せると，脳が反応してよだれをたらす
> - 犬にエサを与えるときに，いつもベルを鳴らすようにする
> - そうすると，その犬はベルの音を聞いただけでよだれをたらすようになる

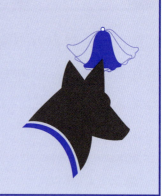

　ベルの音を聞くだけで，エサがもらえるはずだと自動的に反応するようになったのです。脳の中で「ベルの音→エサ」という結びつきができあがったので，犬はベルの音を聞くだけでよだれを流すようになったのです。

　人間の場合も，これと同じです。薬物のよさを知っているAさんが，いつも自分の車の中で薬物を使っていたとします。すると，「車の中→薬物」という結びつきが脳の中にできているので，車に乗ると自動的に薬物のことが連想されるようになるのです。これは，エサと一緒に鳴っていたベルの音と同じです。

　このように，薬物が直接目の前になくても，薬物を使うことと関係のある刺激に出合うだけで脳や体は自動的に反応し，薬物を使いたいという欲求が生じます。この薬物を使うことと関係の深い刺激のことを「引き金」といいます。いつも使っていた場所，一緒に使っていた人，使うときによく聞いていた音楽など引き金の例です。

　自分にとっての引き金がどんなものか，振り返って整理してみましょう。

あなたの引き金はなんでしょう？
あなたは，どんなときに薬物を使っていましたか？　あるいは，どんなときに使いたい欲求が強くなりましたか？

➡ 何曜日？　何時ころ？

....
....

➡ 何をしているとき？

....
....
....

➡ 誰かと一緒のとき？　一人のとき？

....
....
....

➡ どんな気分のとき？

....
....
....

3 気持ちだけでは不十分！

　p.41で触れたように，薬物は，「本能」にも打ち勝ってしまうほど強い影響力をもっています。ですから，やめるためには，「決心する」「かたい意志をもつ」などの気持ちだけでは不十分です。

　やめるためには，次の①〜③のように，あなたの行動を変える必要があります。

　　①薬物を使っていたころの生活の仕方や考え方を変える
　　②安全な生活スケジュールにしたがって生活する
　　③引き金を避ける

　①〜③の詳しい内容は今後学んでいきます（①は第8回，②は第7回，③は第4回）が，まずは，薬物のことが頭に浮かんでしまったときに，すぐに使える対策を身につけましょう。

4 引き金に出会った場合は「思考ストップ法」

　次ページのイラストを見てください。

　薬物を思い出す引き金を避けられれば，それに越したことはありません。しかし，もし引き金に出会ってしまったならばどうしましょう？

　そのままにしておけば，自動的に薬物のことを考え始め，使いたい気持ちは大きくなっていきます。薬物のことを考え始めたら，すぐに考えるのをやめましょう。できるだけ早くやめることが大事です。

　ここでは，そのための方法を4つ紹介します。自分なりのやり方を地道に練習することで，少しずつうまくいく場面が増えていくことでしょう。

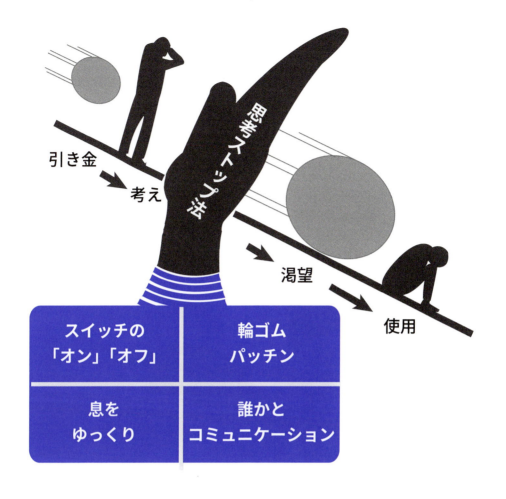

1 スイッチの「オン」「オフ」

- 頭の中にスイッチの映像を思い浮かべる
- そのスイッチを「オン」から「オフ」に入れ替えるところをイメージする
- 「オフ」にしたら，薬物に関する考えを打ち消して，何か別のことを考えたり，別の映像を思い浮かべたりする（水を飲んだり，顔を洗ったり，別の行動をするなど）
- 薬物に関する考えが浮かぶたびに「スイッチ」を切っていく

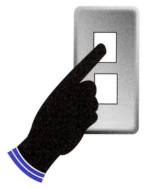

2 輪ゴムパッチン

- 手首に輪ゴムを巻く
- 薬物についての考えが浮かぶたびに輪ゴムをはじいて,「やめ!」または「ストップ!」と言う
- あらかじめ考えておいた,別の考えや行動をする

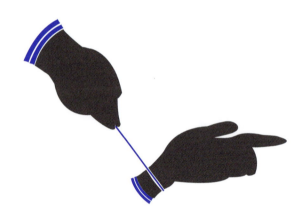

　以下は,別の考えや行動の例です。以下を参考にしてリストを用意しておくとよいでしょう。

　　　○心配してくれる家族のことを思い浮かべる
　　　○「今日一日は考えない,また明日になったら考えよう」と考える
　　　○シャワーを浴びる
　　　○コーラを飲む　　　　　など

3 息をゆっくり

- 息を吸うときには，心の中でゆっくりと「1，2」と数えながら，「鼻」から吸い込んでお腹をふくらませる
- 吐くときには，心の中で「1，2，3，4」と数えながら，「口」から吐き出す。息は，最後まで吐ききるようにする
- それを3回以上繰り返す

この呼吸が難しければ，深呼吸をするだけでも効果はあります。

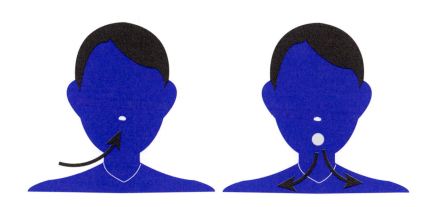

4 誰かとコミュニケーション

- 薬物をやめるようあなたに協力してくれる相手を見つけておく
- 見つけておいた相手に，必要に応じて電話やメールをする

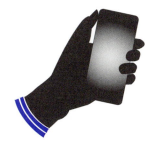

Q2 これまでに，「薬物が欲しい」という考えを打ち消すのに成功したことはありますか？　そのとき，どんな方法で成功しましたか？

....

....

....

....

....

Q3 今後，あなたが使えそうな思考ストップの方法はどんなものですか？（このテキストで触れたもの以外にも，よい方法を思いついたら，ぜひ書いてください）

....

....

....

....

....

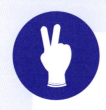

第3回のまとめ

- □ 薬物は本能にも打ち勝ってしまうほど脳に影響を与えるものであることが分かりました。

- □ 薬物が目の前になくても欲しくなってしまうことについて、薬物を思い出させる「引き金」があることを学びました。

- □ 薬物をやめるには、やめようという気持ちだけでは足りないと分かりました。

- □ 「引き金」に出会ったときに、薬物についての考えをやめる方法として、思考ストップ法を学びました。

第4回

内的な引き金と外的な引き金

年　月　日

ここで学ぶこと

- ▶自分が，どんな気持ちや状態のときに薬物を欲しくなってしまうのかを理解しましょう。

- ▶どんな人，場所，状況であると，自分が薬物を欲しくなってしまうのかを理解しましょう。

- ▶どんな人，場所，状況であると，自分が薬物を使わずにすむのかを理解しましょう。

第4回を始める前に……

💡 どんな心や体の状態のときに、薬物を使いたくなりましたか？

....
....
....
....
....

💡 どんな場所や状況で薬物を使いたくなりましたか？

....
....
....
....

1 内的な引き金とは？

　第3回で引き金について扱いましたが，引き金は2つに分けることができます。

薬物を使いたくなるような心や体の状態　➡　内的な引き金
薬物を使いたくなるような環境　➡　外的な引き金

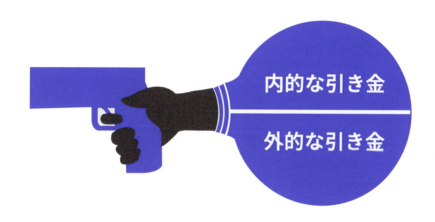

　まずは，内的な引き金について取り上げます。
　次ページの内的な引き金のリストを見てください。これまでに，どんな心や体の状態のときに，薬物を使うことが多かったでしょうか？チェックしてください。**チェックのついた心や体の状態は，あなたにとって薬物使用の「引き金」になりやすい心や体の状態**です。今後そうした状態になった場合，どうしたら薬物を使用しないですむか考えてください。

【内的な引き金のリスト】

- ☐ 不安
- ☐ 怒り
- ☐ 自信をなくす
- ☐ 退屈
- ☐ あせり
- ☐ 無力感
- ☐ うつ
- ☐ 悲しい
- ☐ 緊張
- ☐ ねたましい
- ☐ なげやりな気持ち
- ☐ 疲れ
- ☐ 罪悪感
- ☐ 孤独・寂しい
- ☐ 欲求不満
- ☐ イライラ
- ☐ 恥ずかしい
- ☐ 自分が邪魔者に思えたり，いない方がいいと思う気持ち
- ☐ 敗北感・打ち負かされた気分
- ☐ 人から見捨てられた感じ
- ☐ 気が大きくなった感じ
- ☐ プレッシャーをかけられた感じ
- ☐ 高揚した気分
- ☐ 落ち着かない気分
- ☐ 空腹
- ☐ 気合い・やる気
- ☐ 幸福
- ☐ リラックス
- ☐ 達成感
- ☐ その他：

Q1 上でチェックしたような状態になった場合，薬物を使わずにすむ方法を書いてください。

....
....
....
....

2　危険な状態「H.A.L.T.」

H.A.L.T.とは，以下の言葉の頭文字をとったものです。

H Hungry　－空腹－，Happy －幸せ－
A Angry　　－怒り－
L Lonely　　－孤独－
T Tired　　　－疲労－

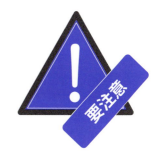

こんなとき，私たちはしっかり考えられなくなります。そこで，このような状態だと，薬物にも再び手を出してしまいやすくなります。つまり，薬物をしないためには，

〜腹をすかすな，腹を立てるな，孤立するな，疲れるな〜

ということです。
　その一つ一つについて，見ていくことにしましょう。

H Hungry －空腹－／Happy －幸せ－

お腹がすいていると，薬物を使いたくなりやすいといわれています。空腹時はイライラしてしまうからです。
　反対に，幸せな状態，つまり，仕事もプライベートも「万事がうまくいっている」ときも，調子に乗りすぎて薬物に手を出しやすいといわれています。

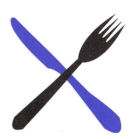

A Angry －怒り－

多くの人にとって，怒りをうまくしずめるのは，簡単なことではありません。怒りをまぎらわそうとして薬物を再使用してしまう人はとても多いです。

薬物を使わないからといって，怒りをあらわにしたり，暴力をふるったりするのも，健全な方法ではありません。また，ただ怒りをおさえこんでしまうのも，健全なやり方とはいえません。

どんなときに怒りが生じやすいのか，どうやって怒りをコントロールしたらいいのか，担当の援助者と話し合いながら取り組んでいくことが大切です。

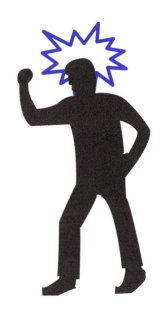

L Lonely －孤独－

薬物からの回復への道を歩み始めることを決意したならば，薬物を使う仲間との付き合いもあきらめなくてはいけません。しかし，これまで薬物を使っていたせいで，

- 薬物を使わない人との人間関係がこわれてしまっている
- 精神障害が出てしまい，友人との付き合いができなくなってしまった
- 大切な人が自分のもとから去ってしまった

という人もいるでしょう。

こうした寂しさに我慢できず，再び薬物に手を出してしまうことは少なくありません。

T Tired －疲労－

疲れは，しばしば再使用の引き金になります。へとへとになっていたり，エネルギーが不足していたりすると，薬物の力を借りたくなってしまいます。健全な方法で対処する気力も少なくなってくるからです。

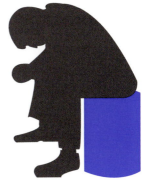

薬物を使うことに慣れていた体が，使わない体に慣れるまでの間，十分に眠れなくなり，その結果，疲れがたまることもあります。

また，仕事を始めるなど，それまでと違った生活では緊張することが多く，その分，疲れがたまりがちになるので，注意が必要です。

Q2　あなたのH.A.L.T.と薬物使用との関係について考えてみましょう。

→ あなたが薬物を使ってしまったとき，H.A.L.T.は関係していましたか？

....
....

→ それはH.A.L.T.のどれでしたか？

....
....

3 外的な引き金とは？

　次に，あなたを取り巻く環境の中にある引き金，つまり外的な引き金について取り上げます。以下の外的な引き金のリストの中で，薬物を使うきっかけ（引き金）になることが多かったものはどれでしょうか？チェックしてみましょう。

【外的な引き金（人・場所・状況）のリスト】

□ 売人 ┐
□ クスリ仲間 ┘ 人

□ 車の中 ┐
□ 特定の友だちの家 │
□ コンビニの前 │ 場所
□ きれいな公衆トイレ ┘

□ 一人で家にいるとき ┐
□ 食事のとき │
□ 夜 │
□ クラブ遊び │ 状況
□ 仕事・家事の前や後 │
□ 音楽を聞くとき │
□ ネットサーフィン
　するとき ┘

□ 給料日の後 ┐
□ デート ┘ 人

□ セックス ┐
□ 朝起きた後 │
□ 注射器を見たとき │
□ アダルトビデオを観るとき │
□ 風俗店に行くとき │
□ 手元にお金があるとき │ 状況
□ 精神的にピンチのとき │
□ お酒を飲んだとき │
□ パチンコ・パソコン
　ゲームのとき ┘

（上のリストにないものは自由に書いてみましょう）

□ ＿＿＿＿＿＿＿　　□ ＿＿＿＿＿＿＿　　□ ＿＿＿＿＿＿＿

□ ＿＿＿＿＿＿＿　　□ ＿＿＿＿＿＿＿　　□ ＿＿＿＿＿＿＿

4 薬物への欲求をとどめる錨

錨は，船が潮に流されないように海中におろす錘のことです。あなたが薬物への欲求に流されてしまわないようにとどめるはたらきをします。下の図は，外的な引き金と薬物への欲求，そして錨との関係を示しています。

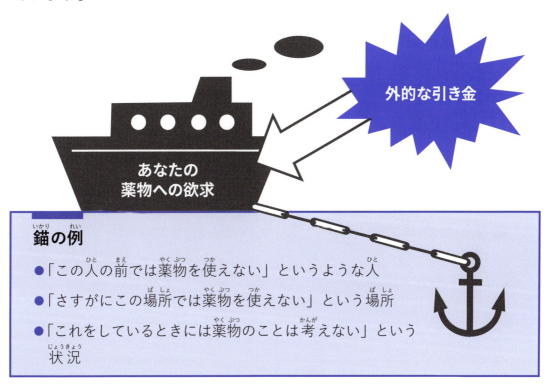

錨の例
- 「この人の前では薬物を使えない」というような人
- 「さすがにこの場所では薬物を使えない」という場所
- 「これをしているときには薬物のことは考えない」という状況

薬物をやめるうえで，錨を見つける作業は，引き金を見つけることと同じくらい大切です。

錨を見つけることができれば，前ページの外的な引き金のリストでチェックした環境に自分がいると気づいた時点で，その環境をできるだけ錨のある環境に変えていく工夫ができます。たとえば，精神的にピンチなとき薬物を使ってしまいがちな人が，実家では決して薬物を使わないのであれば，そのようなときには一時的に実家に身を寄せるなどの対策をとるといったことです。

Q3　あなたにとっての錨を考えてみましょう。思いつくものをできるだけ挙げてください。

内的な引き金と外的な引き金 4

→ 自分が薬物をやっているのを知ったら，とても悲しむ人やその人の前では使えないというような人

....
....
....
....

→ 薬物を使いづらい（使いづらかった）場所

....
....
....

→ 薬物を使いづらい（使いづらかった）状況

....
....
....

Q4 あなたの外的な引き金を書いてください。(p.58の外的な引き金のリストを参照)
そして、それぞれの外的な引き金に対して使えそうな錨(p.60のQ3を参照)を書いてください。

外的な引き金	錨
人：	
場所：	
状況：	

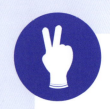

第4回のまとめ

☐ 自分の内的な引き金について考えて，これらの状態に対処する方法を考えました。

☐ 薬物を再び使う危険が高い状態としてH.A.L.T.を学びました。

☐ 自分を取り巻く環境にある外的な引き金について整理しました。

☐ 薬物の使用を思いとどまらせる自分にとっての錨について考えました。

☐ 自分のそれぞれの外的な引き金に対して有効な錨が何であるかについて考えました。

第5回

薬物を使っていた生活からの回復段階

最初の1年間

年　月　日

ここで学ぶこと

▶薬物を使っていた生活から回復していく最初の1年間に5つの段階があることを学びましょう。

▶各段階における心や体の変化を理解し，薬物を再び使用しない方法を学びましょう。

▶特に薬物をやめることに嫌気がさすようになる3つ目の段階（『壁』期）について，あなた自身の経験から考えてみましょう。

第5回を始める前に……

💡 これまでにしばらく薬物をやめたことがありますか？

....
....
....
....

💡 薬物をやめ始めたころ，あなたの心や体はどのようでしたか？

....
....
....
....

💡 薬物を再び使うようになってしまったころ，あなたの心や体はどのようでしたか？

....
....
....
....

薬物を習慣的に使っていた人が，薬物なしの生活を送り始めると，最初の1年間に，以下の図にまとめた5つの段階を経験するといわれています（病院や刑務所などの施設にいて，強制的に薬物が使えない期間は，薬物なしの生活としてカウントしません）。

薬物に「酔う」ことで，「嫌なこと」「心配事」「不安・焦り」をまぎらわせる習慣があった人が，新しい生活を始めると，さまざまな心と体の変化を体験していくことになります。

これから説明する5つの段階は，そうした心や体の変化に関連しています。そして，それぞれの段階には，その時期特有のスリップ（再使用）の危機があります。

自分が今，回復のどの段階にいるのかを考えながら，以下の説明を読み進めていってください。

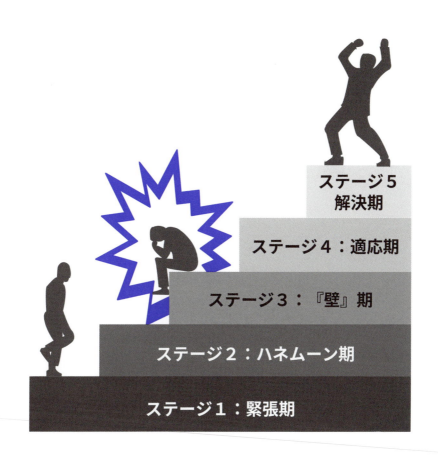

1　ステージ1：緊張期（最初の2週間ぐらい）

緊張期は，薬物をやめ始めて2週間くらいまでの時期です。多くの人がこの時期に「しんどい体験」をします。心も体も薬物なしの生活に慣れていないからです。

以下は，この時期によく見られる気持ちや行動です。

緊張期にどれを体験したか，チェックしてみましょう。

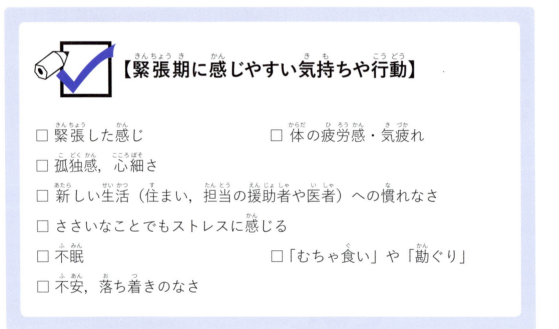

【緊張期に感じやすい気持ちや行動】

☐ 緊張した感じ　　　　　　☐ 体の疲労感・気疲れ
☐ 孤独感，心細さ
☐ 新しい生活（住まい，担当の援助者や医者）への慣れなさ
☐ ささいなことでもストレスに感じる
☐ 不眠　　　　　　　　　　☐「むちゃ食い」や「勘ぐり」
☐ 不安，落ち着きのなさ

「薬物なしの生活を送ろう」と本気で決意した人ならば，緊張しているこの時期に，薬物を使うことは少ないです。しかし，ささいな心配事から不眠になったり，不安や落ち着けない気持ちになって「ここで一度だけ薬物が使えたらな」と考えてしまったりする場合もあります。ですから，不眠や不安があったら，すぐに担当の援助者や医者に相談しましょう。相談しないでそのままにしておくと，薬物を使ってしまう原因になるかもしれません。

この時期に大切なのは……

- 無理をしない
- 十分に休息をとる
- 生活のリズムを作る

などです。

2 ステージ2：ハネムーン期（2週間目〜3カ月目ぐらい）

新しい生活に慣れてくると，よい気分になって「もう大丈夫」「もう自分はドラッグなしでやっていける」と，自信がついてきます。

ただし，自信のもちすぎには，注意が必要です。「大丈夫なことを確かめてみよう」「前みたいにはならないから，たまには使ってもいいかな」という考えが浮かんだりします。このような考えは，薬物を再び使ってしまう危険性を高めます。

この時期は比較的元気です。ですから，この後にやってくる『壁』期に備えて，自分の回復に役立つものを見つけておくことが，ためになります。

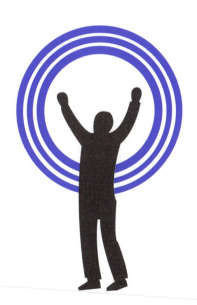

回復に役立つのは……

- 運動など健康的に体を動かす
- 規則正しい生活ができるよう生活のスケジュールを立てる
- 病院の治療プログラムに参加する
- N.A.などの自助グループやDARCなどのリハビリ施設を利用する

などです。

3 ステージ3:『壁』期（4カ月目〜半年ぐらい）

　薬物をやめて3カ月くらいたつと，今度は，壁にぶつかってしまったような気分，つまり，こんな気持ちでいたくない，こんな生活はうんざりだ，と思うような時期がやってきます。この『壁』期の症状は，長年，薬物を使うことで晴らしてきた「心のうさ」を，晴らせなくなった

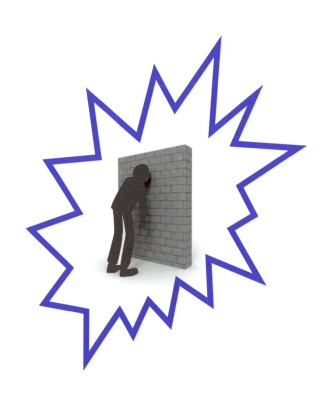

ことから生じる症状です。しかし，この症状が出てくるということは，心や体が少しずつ薬物から遠のいていることのあかしでもあるのです。

とはいえ，この時期に，再び薬物を使い始める人はとても多いです。嫌気がさすような今の生活に比べて，昔の薬物を使っていた時期の楽しくて刺激的な生活が，なつかしく感じられるからです。薬物をやめていく上で，この『壁』期を乗り越えるのが最も大変ともいえます。

次ページのリストは，『壁』期に現れるさまざまな症状です。

薬物を使わない状態を続けていくためには，まず自分が『壁』期にいるのかもしれないと認識し，自覚することが大切です。

あなたは，これまでに何度か薬物をやめ（ようとし）ていた時期があると思います。薬物をやめてしばらくしてから，次ページに示したような経験をしましたか？　チェックしてみてください。

また，今の状態についてもチェックしてみましょう。

【『壁』期のリスト】

- ☐ うつ
- ☐ 不安
- ☐ イライラ
- ☐ 物事に関心を失う
- ☐ 気分の変動
- ☐ デイケアや作業所に行かない
- ☐ 薬物への欲求
- ☐ 薬物の使用
- ☐ アルコールへの欲求
- ☐ アルコールを飲む
- ☐ 治療を受けたくなくなる
- ☐ 治療のルールに違反する
- ☐ 過去の失敗をくよくよ悩む
- ☐ 人間関係のトラブル
- ☐ 治療の約束をキャンセルする
- ☐ 治療の約束をすっぽかす
- ☐ 理屈をつけて治療を勝手にやめてしまう
- ☐ エネルギーを失ったように感じる
- ☐ 「しらふ」になることのメリットに関心をもたなくなる
- ☐ 社会的な孤独，ひきこもり
- ☐ 運動をやめてしまう
- ☐ 薬物をやめるための努力をしなくなる
- ☐ 薬物の引き金に近づく
- ☐ 薬物仲間と会うようになる
- ☐ 希望がないと感じるようになる
- ☐ 記憶力が悪くなる
- ☐ 頭がボーッとして，しっかり考えられなくなる

もし，今のあなたがこのリストのうち5つ以上のものに当てはまるのならば，あなたは『壁』期にいることになります。

　この難しい『壁』期を乗り越えていくポイントは，薬物なしでただもんもんと時間を過ごすのではなく，「活動的」に過ごすことです。

　自分の回復に役立つものとして，ステージ2のハネムーン期に見つけておいたものを実際にやってみる，すでにやり始めているならば，それをより積極的にする，などがおすすめです。

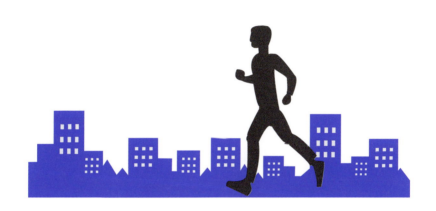

4　ステージ4：適応期（半年すぎ～9カ月目くらい）

　薬物なしの生活を始めて6カ月くらいすると，適応期がやってきます。心も体も，薬物なしで過ごすことに慣れてきます。このころになると，『壁』期に見られた薬物への欲求も減ってきます。

　この段階は，「薬物なしでどのように生きるべきか」について考え始める時期です。

5　ステージ5：解決期（10カ月目〜1年くらい）

　解決期になると，「薬物を使っていたことが遠い昔のこと」のように感じられるようになります。

　しかし，油断は禁物です。

　大切なのは，薬物なしの生活を維持することです。

　以下をスケジュールに組み込みましょう。

- 規則正しく，バランスのとれた生活
- 朝昼晩のしっかりした食事
- 運動
- 休息

　また，この時期になると，仕事への意欲が高まって，積極的に仕事に取り組んでみようという気になってくることもあるでしょう。たしかに，仕事をもとに生活を安定させていくことはとても大切です。

　ただし，その場合，『壁』期と同じような注意をする必要があります。急に仕事に一生懸命になって，無理をし過ぎて心や体が疲れてしまうと，いつのまにか薬物に対する欲求が高まってしまうことがあります。

　この時期になってからも，N.A.などの自助グループに参加していると，薬物なしでずっと生活できる可能性が高まります。

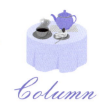

Column

ドラッグ・ドリーム（薬物を使う夢）

●ステージ1, 2（緊張期, ハネムーン期）

この時期，ドラッグ・ドリーム（薬物を使う夢）をときどき見ることがあります。

昼間運動して体を疲れさせておくと，こうした夢の活動を和らげることができます。

●ステージ3（『壁』期）

この時期，ドラッグ・ドリームは減っていくことが多いのですが，この夢を見ると，とても嫌な気持ちになりがちです。

この時期の夢は，薬物をやめることへの迷いが生じていることを示すことが多いので，夢を見た次の日には，薬物を使わないように特に注意することが大切です。

●ステージ4, 5（適応期, 解決期）

この時期に見るドラッグ・ドリームは，警報，つまり最近の生活状況になんらかの問題があることを意味していることが多く，再使用の可能性が高い状態にあると考えられます。自分の状態についてよく考えて，十分な休息をとったり，運動をしたり，相談にのってもらったりして対処することが重要です。

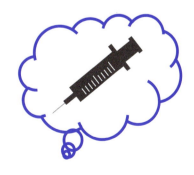

Q1 今まであなたが薬物をやめようとしたとき，以下のそれぞれの段階は，どのようでしたか？

ステージ1：緊張期：
……………………………………………………………………………………
……………………………………………………………………………………

ステージ2：ハネムーン期：
……………………………………………………………………………………
……………………………………………………………………………………

ステージ3：『壁』期：
……………………………………………………………………………………
……………………………………………………………………………………

ステージ4：適応期：
……………………………………………………………………………………
……………………………………………………………………………………

ステージ5：解決期：
……………………………………………………………………………………
……………………………………………………………………………………

Q2 あなたはこれまで，この5つの段階のうち，どの段階で薬物を再び始めるようになりましたか？

ステージ ＿＿＿＿＿　＿＿＿＿＿＿＿＿＿＿ 期

Q3 あなたはこの5つの段階の中で，今，どの段階にいると思いますか？
また，なぜその段階にいると思いますか？

→ 今いる段階は……ステージ _____ _____ 期
→ その段階にいると思う理由は……

....
....
....

Q4 『壁』期の症状が出てきた場合，どのように対処しようと思いますか？ 具体的に書いてみましょう。

- ....
  ....
- ....
  ....
- ....
  ....

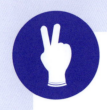

第5回のまとめ

- ☐ 薬物のない生活を始めてまもなくは，薬物を使わないことがしんどいステージ1の緊張期がくることが分かりました。

- ☐ つづいて，薬物がなくても大丈夫と思うステージ2のハネムーン期がきますが，その後に，薬物のない生活が嫌になるステージ3の『壁』期がくることが分かりました。

- ☐ その『壁』期が過ぎると，ステージ4の適応期がおとずれ，さらにステージ5の解決期に行き着くことが分かりました。

- ☐ 自分が今どの段階にいるかを理解して，その段階の留意点に気をつけながら生活することが大切であると分かりました。

第6回
依存症ってどんな病気？

年　月　日

ここで学ぶこと

▶依存症がどんな病気かを理解しましょう。
▶自分が使用する薬物の量や回数が，変化してきたかを振り返りましょう。
▶薬物を使わない生活を続けることがどれほど大切であるかを理解しましょう。

第6回を始める前に……

💡 薬物を使い始めたころに比べて，使う量や回数がどのように変化しているかを書いてみましょう。

....
....
....
....
....

💡 薬物を使ってはいけないと分かっているのに使ってしまった，あるいは薬物が欲しくてたまらない気持ちを振り払えなくて困ったなどの体験を書いてみましょう。

....
....
....
....

6 依存症ってどんな病気？

1　依存症とは？

　依存症とは，「○○をやめたいと思っているにも関わらず，つい使ってしまい，自分の心や体の健康を損なったり，職業的・社会的な活動に障害を引き起こしてしまう病気」です。「○○」の部分には，薬物のほか，アルコール，ギャンブル，買い物などが入ります。

　あなたは「自分は薬物依存症なんかじゃない」「自分は薬物でトラブルを起こしたことなんかない」「自分はちゃんとコントロールして覚せい剤を使っている」などと思っているかもしれません。

　でも，こんな経験はありませんか？

- 薬物を使う量が増えてきた
- 薬物を使っているときは，いつもより荒っぽい口調で人につっかかる
- 薬物を使っている最中に自分の体を傷つけたり，物をこわしたりして，翌日になって後悔する
- 薬物にお金をつぎこんで生活費に困る

　たとえ，今は，薬物をうまくコントロールできているとしても，薬物の影響を受けた脳は，少しずつあなた自身をコントロールできなくさせていきます。薬物を使い始めたころに比べると，たくさんの薬物を使わないと快感が得られなくなる（耐性）一方，幻聴・妄想といった不快な症状が，ごく少量の薬物でも出る（逆耐性）ようになっていきます。

6

依存症ってどんな病気？

2　依存症の7つの特徴

　これから依存症の7つの特徴を理解していきましょう。自分に当てはまるものがあるか考えながら，読み進めてください。

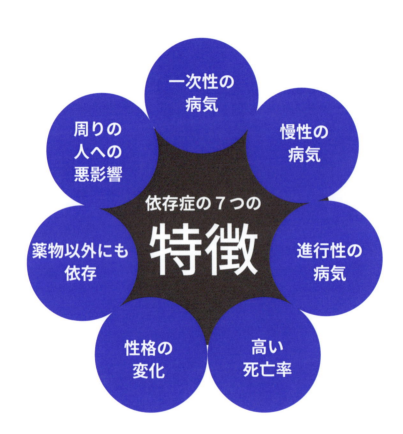

1　一次性の病気

　薬物依存症の原因は，「意志が弱いから」や「性格に問題があるから」ではありません。また「トラウマのせい」や「仕事のストレスから」でもありません。たとえ，意志や性格に問題があったり，トラウマやストレスなどがあっても，薬物を使っていない人は，薬物依存症になりません。
　つまり，薬物依存症は，「薬物を使っていたこと」に原因があるので

す。これを，薬物依存症の「一次性」といいます。

2 慢性の病気

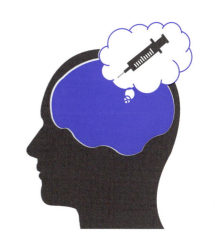

慢性の病気というと，高血圧や糖尿病が思い浮かぶでしょう。「慢性」とは，「治らない」ことです。たとえば，高血圧になると，塩辛い食べ物を食べて血圧が上がらないような体質には戻れません。

同じように，一回でも薬物の快感を経験した人は，脳に薬物を欲しがる部分が生じて，それを一生消すことはできません。依存症は，治ることがない慢性の病気なのです。

しかし，慢性の病気とうまく付き合うことはできます。たしかに高血圧や糖尿病は治りませんが，毎日，食事に気をつけ，必要に応じて薬を飲みながら，社会で活躍している人はたくさんいます。同じように，薬物依存症も，薬物を使わない生活を続けることで，健康的な生活を取り戻せます。

3 進行性の病気

「進行性」とは，使い続けているうちに依存が進むということです。薬物を使い始めたころは，自分なりにコントロールして使っていたことでしょう。週末しか使わない，仕事や家事に支障を来たさない範囲で使う，誰にも迷惑をかけないように使う，誰からも疑われないように使う，などです。しかし，今はどうでしょう……

たとえ10年間，薬物をやめていても，再び薬物を使えば，10年前の使い方の段階から進行が再スタートします。

依存症の進行をとめるには，薬物をやめるしかありません。

4 高い死亡率

薬物依存症は死亡率が高い病気です。体をこわして死ぬ人も多いのですが，自殺か事故か分からない死に方をする人もとても多いのです。特に自殺の多さは際だっています。うつ病よりも多いと考えてもよいでしょう。

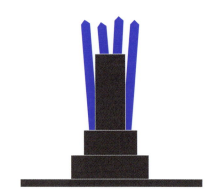

その原因として，

①依存が進むにつれて，仕事や家族をはじめ多くのものを失い，社会的に孤立してしまう
②幻聴や妄想が出て追いつめられる
③薬物なしの生活を始めた当初に重いうつ状態になる

などが挙げられます。

5 性格の変化

性格が原因で依存症になるわけではないことについては，すでに 1 で述べました。しかし，薬物にはまってしまった結果，別人のような性格になってしまうことがあります。薬物が脳に影響を与えて，無気力になるなど，うつのようになったり，ちょっとしたことでイライラしてしまうなど，衝動をコントロールできなくなってしまうのです。こうしたことは，もともとの性格に関係なく，子どものころは優しかった人であっても，薬物を使用することで起きます。

しかし，薬物を使わない生活を続ければ，かつての自分を取り戻せます。

6 薬物以外にも依存

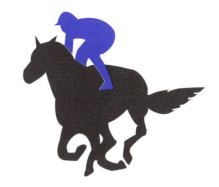

ひとたび何かの依存症になると，脳が何事にものめり込みやすい体質を記憶してしまいます。薬物をやめた後にアルコールに依存し，アルコールをやめると今度はギャンブルにハマッたり，仕事にのめり込んだりする例が，非常に多く見られます。

また，薬物をやめた後に，ダイエットや食べることにハマり，拒食や過食・嘔吐といった摂食障害の症状が出る人もいます。

そして，薬物をやめた後に見られるこうした依存症的行動は，めぐりめぐって最終的に薬物再使用の可能性を高めることになります。

Column
薬物問題と食行動の異常

「やせる目的」から薬物を使っている人も少なくなく，特に女性に多くみられます。薬物は食欲をおさえたり，薬物にハマッて食事をすることを忘れさせたりするので，結果的にやせるのです。

しかし，薬物の使用をやめると，今度は反動で食欲がでて，暇があれば食べているという過食状態になります。そして「太ったらどうしよう!?」という不安が高まり，食べた物を吐いてしまったり，下剤を乱用したりします。

また，その不安を和らげようとして，再び薬物を使うようになってしまうことも多いのです。

7 周りの人への悪影響

依存症は，あなたの大切な人も巻きこみます。あなたのことを心配して，あるいはあなたの依存症がもたらす行動に振り回されて，恋人や配偶者がうつ病になることがあります。

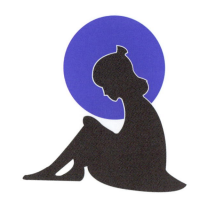

また，あなたの子どもの心にも，大きな傷を残します。子どもの目の前で薬物を使うこと，薬物で感情が不安定になる親を見ることは，それだけで子どもに虐待と同じ影響を与えると考えてよいでしょう。

親が薬物の依存症の場合，子どもは，

- 何らかの依存症になる確率が4～5倍高まる
- 摂食障害，自傷行為，ひきこもり，自殺行動といった心の問題をもつことが多い

と言われています。

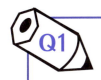

Q1 ここで説明してきた 1〜7 の依存症の特徴についてうかがいます。

→ これらの特徴のうち，あなたに当てはまるのはどれですか？
そのときの体験を具体的に書いてみましょう。

当てはまる特徴：
....
....

そのときの体験：
....
....
....
....

→ 上に書いた体験をふまえて，今後どのような対策をとるのがよいと思いますか？

....
....
....
....
....
....

6 依存症ってどんな病気？

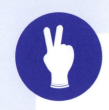

第6回のまとめ

☐ 薬物依存症は，薬物使用を原因とする治らない病気で，死亡率も高いと分かりました。

☐ 薬物依存症は，薬物を使うことでどんどんと進むこと，そして，あなたの性格や行動が変わってしまうことが分かりました。

☐ ひとたび何かの依存症になると，ほかの依存症にもなりやすいと学びました。

☐ これらの変化により，あなたにとって大切な人に悪影響を与えてしまうと分かりました。

第7回
だい かい

計画どおりの生活
けいかく せいかつ

年　月　日
ねん がつ にち

ここで
学ぶこと
まな

▶薬物を使わない生活を送るために，スケジュールを立てることが大切であることを学びましょう。

▶空いた時間や休日は，特に気をつけて生活する必要があることを学びましょう。

▶自分の生活ぶりをカレンダーで確認するとよいことを学びましょう。

第7回を始める前に……

💡 薬物を使っていたころ、あなたはどのように一日を過ごしていましたか？
下の表に、一日の過ごし方（起きる時間や寝る時間、仕事や学校、食事や洗面、人付き合いの時間など）を書いてみましょう。

時間	内　容	時間	内　容
6:00		18:00	
7:00		19:00	
8:00		20:00	
9:00		21:00	
10:00		22:00	
11:00		23:00	
12:00		24:00	
13:00		1:00	
14:00		2:00	
15:00		3:00	
16:00		4:00	
17:00		5:00	

1 なぜスケジュールが大切？

スケジュールを立てることは，薬物を使わないで一日を過ごすためにとても役立ちます。行き当たりばったりの生活をしていると，昔の薬物仲間にばったり会ったり，さまざまな「引き金」にさらされたりする機会が増えてしまいます。また，何もせずに一人で退屈だと，ついつい薬物のことを考えてしまいます。つまり，「危険な時間や場面」を作らないように，そして「特にすることがない時間」をなくすように，スケジュールを作っておくことが，安全に過ごすことの第一歩になるのです。

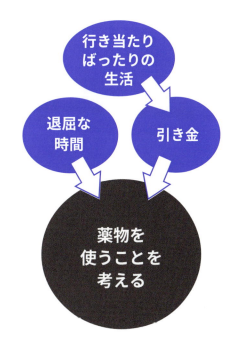

スケジュールの例

- 週末の夜にクラブ遊びをして薬物を使うことが多かった
（危険な時間）

- 週末の夜に薬物とは縁のない友達との約束を入れておく
（現実的で安全なスケジュール）

スケジュールは，あなた自身を薬物から守ってくれるものであることを心にとめて，毎日同じ時間に次の日のスケジュールを立てる習慣をつけましょう。

そして，その<u>スケジュールどおりに生活</u>しましょう。そうできている間はきっと<u>薬物を使わないでいられる</u>ことでしょう。

<u>スケジュールを変更する場合，本当に変える必要があるのか，再使用につながるような変更ではないか</u>を，よく考えるようにしてください。

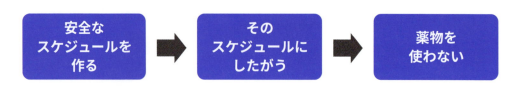

また，<u>スケジュールを守るのが面倒くさいなどと感じても</u>，とりあえず<u>予定の場所に足を運んで</u>，担当の援助者や薬物をやめることを支えてくれている仲間などに，面倒くさい気持ちになっていることを<u>相談</u>してください。

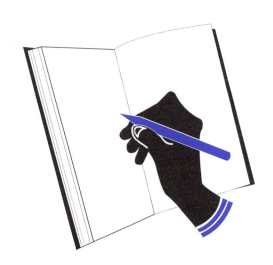

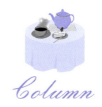

Column

ひきこもりと薬物

「どこにも出かけたくない，何もしたくない」「誰にも会いたくない」と家に一人でひきこもることは，危険信号です。

その理由は以下の図のとおりです。

どんどん深みにはまっていきます。

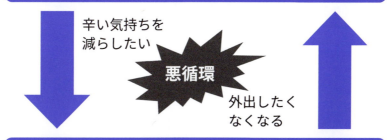

● **家にひきこもると……**

- 心を閉ざすようになり，「誰も信じられない」「誰も分かってくれない」という気持ちになる
- そして，「もうどうなってもいい」「いっそ死んでもかまわない」と自暴自棄になる

辛い気持ちを減らしたい

悪循環

外出したくなくなる

● **薬物を使うと……**

- 自分の趣味や空想の世界に入り込んでしまう
- よけいに体がだるくなる
- 薬物を使っているとバレたくない

2　実際にスケジュールを書く

　スケジュールは頭で考えるだけでなく，表に書きとめることが大切です。書きとめておけば，そのスケジュール表を見ることで，今，何をすればよいのかが分かるからです。

　あなたが書いたスケジュールを自分でこなすことができるようになるまで，書いたスケジュールは必ず誰かに見てもらいましょう。

　こうした取り組みを続けていくことが，薬物をやめていくにあたって，とても大切です。

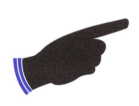

> スケジュールを立てるときのポイントは，「これだったら何とか実行できそうだ」と思える現実的なスケジュールにすることです。仕事や約束事と同じように，趣味や休息の時間も計画に含めましょう。

　それでは，あなたの生活パターンをいくつか想像して，具体的な一日のスケジュールを次ページのスケジュール表に書いてみましょう。以下は，いろいろな生活のパターンの例です。

- 仕事や学校がある日
- 自助グループや病院に行く日
- 休日や何も予定がない日　　　　……など

【私のスケジュール表】

(日)		(日)	
6:00		6:00	
7:00		7:00	
8:00		8:00	
9:00		9:00	
10:00		10:00	
11:00		11:00	
12:00		12:00	
13:00		13:00	
14:00		14:00	
15:00		15:00	
16:00		16:00	
17:00		17:00	
18:00		18:00	
19:00		19:00	
20:00		20:00	
21:00		21:00	
22:00		22:00	
23:00		23:00	
24:00		24:00	
1:00		1:00	
2:00		2:00	
3:00		3:00	
4:00		4:00	
5:00		5:00	

7 計画どおりの生活

3　空いた時間や休日のリスク

　空いた時間や休日には，いろいろな誘惑に出会ったり，孤独や寂しさを感じやすくなったりします。しなければならないことをしているときは，そのことに気持ちを向けられますが，空いた時間や休日は，気をまぎらわすものがないからです。次ページのリストを見ながら，あなたの休日に問題になりそうな項目をチェックしてみましょう。

　特に，年末年始やお盆休みなどの長期の休暇は，薬物の再使用のリスクを高めるような出来事がたくさん起きますので，要注意です。

　こうした時期を失敗しないで過ごせるように，あらかじめ対策を考えておくことをおすすめします。たとえば，各地のN.A.では特別なミーティング（お正月三が日のミーティング，クリスマス会など）が開かれることが多いので，参加してみるのもよいでしょう。

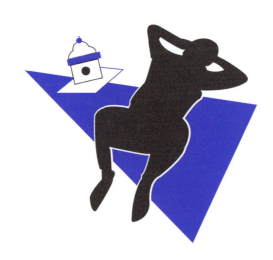

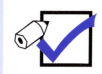

【休日の問題のリスト】

☐ 宴会・飲み会・パーティーでの薬物の誘惑
☐ レジャーに出かけるための金銭的な出費によるストレス
☐ 家族・友人とのトラブルによるストレス
☐ 仕事上のストレスからの解放感
☐ いつも行っている日課の中断
☐ N.A.などの自助グループに参加しないこと
☐ 通院している医療機関・デイケア・作業所がすべて休みであること
☐ 宴会・飲み会・パーティーでの高ぶった雰囲気
☐ 家族と一緒にいることのストレス
☐ 昔，楽しく過ごした休日を思い出すことによる，気分の高ぶりや落ちこみ
☐ 休日を退屈に過ごすことへのいらだち
☐ むかしの「クスリ仲間」からの久しぶりの電話，遊びの誘い
☐ クリスマスや大晦日のような特別な時期
☐ 全く予定のない暇な時間

【チェックされた項目の数が……】

1～3個 ➡ 休日には再使用のリスクが少し増える

4～6個 ➡ 休日にはかなりのストレスがかかる
そのストレスへの対処の仕方次第で再使用のリスクが高まります。
その過ごし方について慎重に計画を立てましょう。

7個以上 ➡ 休日にはとてもストレスがかかる
ストレスがかかっている状態に早く気づく方法を学び，いつも以上に気をつけることが大切です。

4　カレンダーで確認する

　あなたの回復状況を知っておくことは，あなた自身にとっても，担当の援助者にとっても大切です。カレンダーを使って，「計画通りの生活を送れたか」や「薬物への欲求の強さがどうであったか」を記録しておくことは，次の点で役に立ちます。

- 回復段階（第5回参照）のどの時点にいるのかが分かる
- 思ったような生活が送れた日数を目に見える形で確認できるので，自信がつく
- よい記録を作ろうと思って，頑張るようになる

　たとえば，

- 薬物への欲求がなく，計画通りにうまく過ごせた日は　　◎
- 薬物への欲求は少しあったものの，計画通りに過ごせた日は　　○
- 計画を立てなかった，あるい計画通りに生活しなかった日は　　△
- 薬物への欲求が強く，過ごすのがつらかった日は　　×

　などと，マークをつけてみましょう。
　好きなシールなどを使って記録してみるのもよいでしょう。
　次ページのカレンダーをコピーして，さっそく書いてみましょう！　スケジュール帳をもっている人は，そちらに書き込んでもよいでしょう。

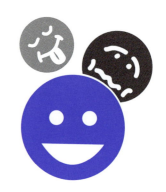

【私(わたし)のカレンダー】

_____ 月(がつ)

1 ( )	2 ( )	3 ( )	4 ( )	5 ( )	6 ( )	7 ( )
8 ( )	9 ( )	10 ( )	11 ( )	12 ( )	13 ( )	14 ( )
15 ( )	16 ( )	17 ( )	18 ( )	19 ( )	20 ( )	21 ( )
22 ( )	23 ( )	24 ( )	25 ( )	26 ( )	27 ( )	28 ( )
29 ( )	30 ( )	31 ( )				

7 計画どおりの生活

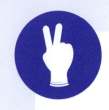

第7回のまとめ

- ☐ 安全で現実的なスケジュールを立て，そのスケジュールにしたがって生活することが，薬物のない生活を送ることに通じると分かりました。

- ☐ スケジュールを立てる練習をしました。

- ☐ 空いた時間や休日に，どのようなことに注意をして生活するのがよいかを検討しました。

- ☐ 毎日の自分の生活ぶりを，カレンダーに記録する方法について学びました。

第8回

再発を防ぐには

年　月　日

ここで学ぶこと

▶薬物を再び使ってしまう前には，薬物を使っているときと同じような行動，考え，気持ちが生じる再発の段階があることを理解しましょう。

▶再発の段階に見られる典型的な行動，考え，気持ちを学びましょう。

▶薬物を再び使わないために再発の段階での対策を考えましょう。

第8回を始める前に……

💡 やめていた薬物を再び使うようになってしまったころのあなたの生活状況は，どのようでしたか？

....
....
....
....
....

💡 薬物を使うとき，どんな理由をつけていましたか？

....
....
....
....
....

1 再発とは？

再発とは，薬物を再び使う（再使用）までには至っていないものの，行動パターンやものの考え方・感じ方のパターンが，薬物を使っているときと似た状態であることをいいます。

薬物の再使用は，ある日突然起きるのではありません。生活のささいな乱れや小さな嘘が積み重なって，少しずつ時間をかけて準備されます。ですから，自分がこの再発の段階にいると気づいて，行動を変えることができれば，再使用を防ぐことができます。しかし，それに気づかずに放っておけば，そのまま再使用になります。

もし，薬物をしばらくやめていたのに再使用してしまった経験があるならば，そのときのことを思い出してみてください。再使用の少し前から，決まった予定をさぼりがちになったり，都合の悪いことをごまかすことが増えたり，投げやりな気持ちになったり，行動や気持ちの面で何らかの変化が生じていたのではないでしょうか？　つまり，再使用しないようにするには，再使用の一歩手前の再発のサインに気づくことが大切なのです。

それでは，再発のサインにどのようなものがあるかについて，感情，行動，思考の3つに分けて見ていきましょう。

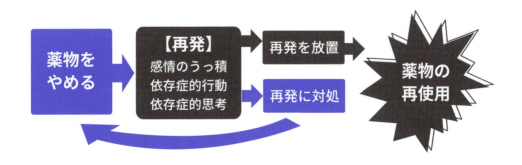

2 感情のうっ積とは？

　感情のうっ積とは，心の中にある気持ちを追い払うことができず，たまってしまうことをいいます。代表的なものとして，以下のようなものがあります。こうした感情が続くと，薬物に手を出してしまいやすいので，注意しましょう。

【うっ積した感情のリスト】

薬物を再使用したときに，よく経験していた感情はどれですか？

☐ 退屈　　　　☐ 不安　　　　☐ 性的な欲求不満

☐ イライラ　　☐ うつ

☐ その他：_____　_____　_____

（ほかにどのような感情があるかについては，p.54の内的な引き金のリストを参照してください）

→ チェックした感情にどのように対処しますか？

....

....

....

....

....

3　依存症的な行動とは？

薬物を使用していたときに見られた行動を依存症的な行動といいます。代表的なものに，以下のようなものがあります。このような行動が出てきたときは，まだ再使用していなくても，「危険な状況」に陥っていると考えてください。

Q2

【依存症的な行動のリスト】

薬物を使っていたときに，よくしていた行動はどれですか？

☐ 学校や仕事を休む　　☐ 嘘をつく　　☐ 盗みをする
☐ 金使いが荒くなる（借金など）
☐ 通院や服薬をしなくなる　　☐ 昼夜逆転
☐ 人付き合いが，薬物と関係する人ばかりになる
☐ 無責任なふるまいをする（家族や仕事上の約束を果たさないなど）
☐ 信頼できないふるまいをする（約束に遅れる，約束を破る，など）
☐ 健康や身だしなみに注意しない（汚れた服を着る，運動をやめる，食事がかたよったり不規則になる，不潔な状態でいる，など）
☐ 衝動的にふるまう（先のことを考えずに行動する）
☐ 仕事の習慣を変える（はたらく時間が増える／減る，全くはたらかなくなる，新しい仕事をする，はたらく時間帯を変える，など）
☐ ものごとに興味がなくなる
☐ 孤独になる（大部分の時間を一人きりで過ごす）
☐ 細かいことにこだわりすぎてしまう

【依存症的な行動のリスト】(つづき)

→ チェックした行動にどのように対処しますか？

4 依存症的な思考とは？

　薬物を使うことを正当化（いいわけ）する考えを「依存症的な思考」といいます。「周りの奴もやってるんだから」，「一度くらいかまわないだろう」，「俺はそこまで使っていないし，いつでもやめられるから大丈夫」など，薬物を使うことについての口実です。

　これから，このような薬物を使うことへの正当化について，7つ見ていきます。いいわけをして，再使用に至ってしまわないようにするには，どうしたらよいか考えながら読み進めてください。

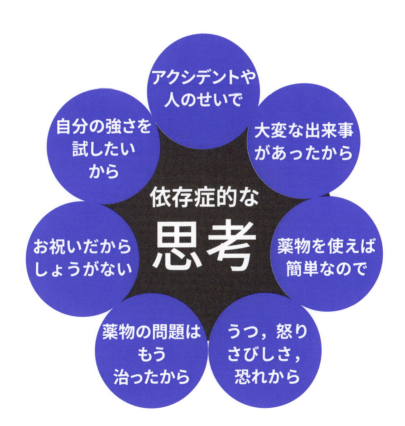

1 アクシデントや人のせいで……

以下のようにつぶやいて薬物を使ったことはありませんか。

- あいつがクスリをくれるって言うし，断りようがなかったので……
- 昔の薬物仲間が久しぶりに電話をくれた。そして，「一緒に使おう」と言ってきたので，つい……
- 出かけたら，たまたま売人に声をかけられて
- 一緒に使おうと誘われたものだから

2 大変な出来事があったから……

以下のような大変な出来事が起きてしまったのだから，薬物を使っても仕方ないと考えたことはありませんか？　しかし，薬物を使うことで，その状況からうまく抜け出したり，対処したりすることが実際できるでしょうか？

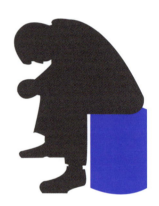

- 恋人から「別れよう」と言われた。浮気をされた。すごくショックだ。とてもしらふなんかじゃいられない
- 急に歯が痛くなった。この痛みを忘れたい！
- 仕事をクビだと言われた。頑張っていたのに，なんで？
- 大きな失敗をしてしまった。大切な人を失った。もうダメだ……

3 薬物を使えば簡単なので……

「〇〇を達成するためには薬物が必要だ」と思った経験はありませんか？ 以下がその例です。

- 最近太ってきた。やせるためには，また薬物をやるしかない
- やる気が出ない。一回使えば気力がわくはず
- 人と会うのは緊張する。楽に人に会うためには，薬物が必要だ
- 禁断症状，不眠や幻聴が辛い。使えば楽になるはず……
- 薬物なしでセックスするなんて……

4 うつ，怒り，さびしさ，恐れから……

うつ，怒り，さびしさ，恐れなどからの気晴らしとして，薬物を使ったことがありませんか？
しかし，薬物を使うことで解決するでしょうか？

- ゆううつな気持ちだ。落ち込んでいる。気晴らしに使おうか……
- 病状が辛い。薬物でも使わないと，やっていられない
- さびしくて，さびしくて，たまらない
- とても怖くて，不安だ。楽になりたい
- 周りの奴は，自分のことを，どうせまた使っているんだろうと疑っている。だったら別に使ったって，同じことだろう

5 薬物の問題はもう治ったから……

　薬物の問題は完治せず，回復のための取り組みは，一生続けなければなりません。しかし，多くの人はこの考えをなかなか受け入れようとしません。そして，**しばらく薬物をやめていると，「もう問題はない」と考えたがる傾向**があります。

　「一度だけ使ってみよう」「ちょっとだけ使ってみよう」「この程度ならば依存症ではない」と思って，薬物を使いませんでしたか？

- やめたいときには，いつでもやめられるはず
- しばらくやめていたのだから，もう治っただろう
- もうむちゃな使い方はしない。少しだけ，一回使うだけだから，大丈夫
- 自分の薬物の問題は，たいしてひどくはない

6 お祝いだからしょうがない……

　次のようなことを周囲の人たちからすすめられたり，あなた自身思ったりするかもしれません。

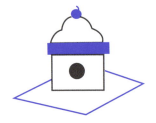

- 今日はとてもいい気分だ。一度くらい使ってもいいだろう。一度ぐらい使ってもたいしたことはないはず
- 今までずっと頑張ってやめてきた。今日だけだから，少しは自分にご褒美をあげたっていいだろう
- 今日は特別なお祝いの日だ。みんなと一緒に使わないわけにはいかないだろう

7 自分の強さを試したいから……

あなたは、「薬物に負けることはない」「自分の意志は強い」と自分の強さを証明しようとして、薬物を使ったことがありませんか？ しかし、薬物に近づけば近づくほど、再使用の危険は高まります。

薬物から離れることに成功した人は、その人が強いからではありません。薬物の再使用に結びつく状況から遠く離れていようと、賢く判断できるようになったからです。このようにきちんと考えて、その考えを行動にうつすことで薬物を遠ざけることができる結果、薬物をやめ続けることができているのです。

しかし、このことを忘れてしまう人は、案外多いです。

また、賢く判断して、それを実践するのが難しいこともあります。

あなたは次のように考えたことがありませんか？

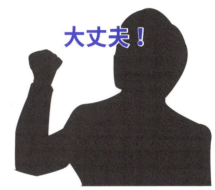

- 問題が生じても、避けられるはずだ
- 誘惑があっても、きっぱり"no"といえるはず。試したっていい
- 薬物を使っている友達が周りにいても、自分はもう大丈夫
- 薬物をやめてしばらくたつ。だから、今なら薬物をうまく使える気がする

Q3 あなたは，ここで取り上げた1〜7のような正当化（依存症的な思考）をしたことがありませんか？
具体的にどのようないいわけをよく用いたか，書いてみましょう。

....
....

→ そのようないいわけに対して，これからはどのように対処しますか？

....
....

Q4 さまざまな再発の中で，あなたの場合，特にどんな感情，行動，思考が出始めたら，要注意だと思いますか？

....
....
....
....

5　再発への対処

　ここまで，薬物の再使用につながるような再発について触れてきました。薬物を再び使わないためには，再発に対処することが大切です。以下は，自分が再発の状態にいると気づいたときにおすすめの行動例です。このほかにも，もっとよいものもあるかもしれません。今のうちに，自分の実行できそうな対処法を考えておきましょう。

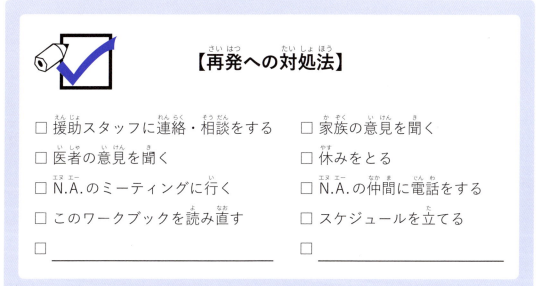

【再発への対処法】

- ☐ 援助スタッフに連絡・相談をする
- ☐ 家族の意見を聞く
- ☐ 医者の意見を聞く
- ☐ 休みをとる
- ☐ N.A.のミーティングに行く
- ☐ N.A.の仲間に電話をする
- ☐ このワークブックを読み直す
- ☐ スケジュールを立てる
- ☐ _____
- ☐ _____

　反対に「感情をうっ積したままにしておく」「依存症的な行動をする」「薬物の再使用の口実に好都合な依存症的な思考をする」ことは，薬物を使いたいという欲求が高まっているサインです。また，「引き金となる場所，人，物，状況を避けない」「薬物を使ってしまいそうな危ない状況から離れようとしない」「危ない状況にいることを相談しない」「思考ストップ法を使わない」「スケジュールにない予定外の行動をとってしまう」ことも同じサインです。

　上のような状態に自分がいないかどうか，ときどき確かめるようにしてください。

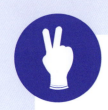

第8回のまとめ

- [ ] 薬物の再使用の前には，薬物を使ってはいないものの，使っていたときと同じような行動パターンや考え方・感じ方になる，再発の段階があることを学びました。

- [ ] この再発の段階で行動パターンや考え方・感じ方を修正することが，薬物の再使用を防ぐことになると学びました。

- [ ] 自分が再発の段階にいることを示す行動パターンやものの考え方・感じ方がどのようであるかを考えて，それへの対処策を考えました。

第9回

合法ドラッグとしてのアルコール

年　月　日

ここで学ぶこと

▶お酒が薬物の引き金となりやすいこと，そしてお酒をどのようなときに飲みたくなるのかを理解しましょう。

▶お酒が，体にどのような影響を与えるのかを理解しましょう。

▶お酒をやめる方法の一つである抗酒剤について学びましょう。

第9回を始める前に……

💡 お酒を飲んだあとに，薬物を使ってしまったことがありますか？ その状況はどのようでしたか？

....
....
....
....
....

💡 お酒を飲むと，どんな気持ちや考えになりますか？

....
....
....
....
....

1　お酒は薬物の引き金

　覚せい剤をやめていた人が，再び覚せい剤に手を出してしまうきっかけの90％近くが，お酒を飲んで「ほろ酔い」になっているときだとする研究があります。つまり，お酒は，覚せい剤を使ってしまう強力な引き金です。

　また，お酒は，覚せい剤の後遺症である幻聴・妄想・勘ぐりの回復を遅らせます。同じことは，覚せい剤とは薬理作用の異なるマリファナのような薬物についてもいえます。

　つまり，覚せい剤をやめ続けるためには，お酒を飲んだりマリファナを吸ったりすることもやめなくてはならないのです。けれども，多くの人にとって，お酒をやめることは，大変難しいです。その理由はいくつかあります。

　薬物を使ってしまう外的な引き金として，第4回で示したリストの中には，お酒を飲むことも含まれていました。次ページでは，どんなことが影響してお酒を飲むようになるかを考えていくことにしましょう。

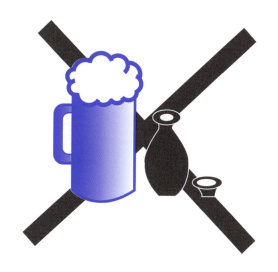

1 人付き合いとして

　一緒にお酒を飲むことで仲間意識を作っていこうとする傾向が，私たちの文化にはあるようです。宴会で「俺がついだ酒が飲めないのか？」などと言われたり，酒を飲まないでいると「つまらない奴」と見られてしまうなどです。

　こうした状況をどう乗り切るのがよいか，あらかじめ考えておきましょう。

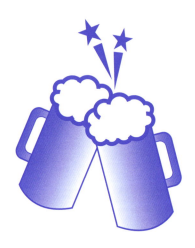

2 儀式として

　結婚式で三々九度の杯をかわすなど，儀式としてお酒を飲む習慣が私たちの文化にはあります。儀式ですから，そのとおりにふるまわないと，ひんしゅくを買うことになるかもしれません。

　こうした状況をうまく切り抜けるためには，事前に，親戚などの身内に『根回し』をしておく必要があるでしょう。

3 不安・うつ・不眠のとき

　お酒を飲むと，不安やうつ，あるいは不眠といった問題が一時的に和らぐ気がします。しかし長期間飲酒することは，実際には，気持ちを和らげるよりも，むしろうつやパニック発作の原因になります。

4 お酒は問題ないという考え方

　お酒は違法ではないから問題ないと考える人がいます。また，覚せい剤などの違法薬物を使っている人の多くは，それほど大量にお酒を飲むわけではないので，お酒を飲んでもかまわないと思いがちです。

　しかし，飲酒は，頭をボーッとさせるので，理性がはたらきにくくなり物事を正しく考えられなくなります。その結果，不適切な性的行動や粗暴な行動に走ったりします。殺人や傷害，強制わいせつや放火などの犯罪，さらにドメスティック・バイオレンスのような家族や恋人に対する暴力は，飲酒中に起こりやすいことも知られています。

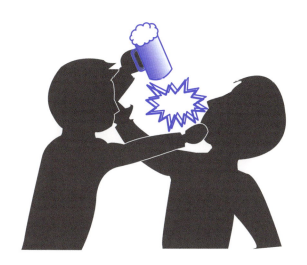

Q1 あなたの飲酒についてうかがいます。

→ 飲酒したあとに，何か失敗したことはないですか。その内容はどんなものでしたか？

....
....
....
....

→ あなたにとっての飲酒の引き金はどれですか？
□ 人付き合い　　　□ 儀式
□ 不安・うつ・不眠　□ 少しのお酒ならば問題ないという考え方
□ その他：＿＿＿＿＿＿＿＿＿＿＿＿＿＿＿＿＿＿＿＿＿＿

→ 飲酒の引き金に対処するには，どんな方法がよいでしょうか？

....
....
....
....

2 アルコールの体への影響

　一度に大量の飲酒をすると、脳内のアルコール濃度が高くなる急性アルコール中毒になります。呼吸などの生命維持の役割をになう脳幹にまでアルコールの影響が及ぶと、呼吸ができなくなり死亡することもあります。しかし、これ以外にもアルコールは体に影響を与えます。
　第2回で薬物がもたらす害について触れましたが、ここでは、お酒を長い期間過剰に飲み続けた場合の結果のいくつかを紹介します。少し難しい説明に思えるかもしれませんが、飲酒は体のさまざまなところに悪い影響を及ぼすことを理解できれば十分です。

1 肝臓の病気

　肝臓の細胞の中に脂肪がたまる脂肪肝になることがあります。さらに、肝臓の脂肪のあいだに線維（硬い糸のかたまりのようなもの）が増えて炎症となるアルコール性肝炎に進むことがあります。それでもお酒をやめないと、肝細胞がどんどん死んで、肝臓が硬くなって縮む肝硬変になります。
　肝硬変になってしまうと、たとえお酒をやめても、肝臓は元通りにはなりません。そして、以前と同じ調子で飲み続けると、ほぼ確実に数年以内に死亡します。

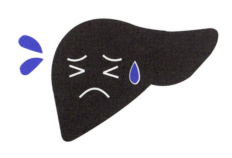

2 心臓・循環器の病気

　心臓の筋肉が「伸びきったボロボロのゴムひも」のように伸び縮みしなくなり，心臓が正常にはたらかなくなるアルコール性心筋症になることがあります。この状態で大量に飲酒するとひどい不整脈となり，急死することもあります。

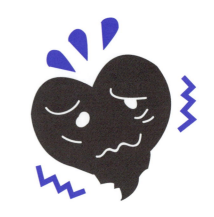

　また，一般に酒飲みには血圧の高い人が多く，そのうえ，長年の飲酒習慣によって動脈硬化が進み，脳の血管が破れやすい状況になっているため，大量に飲酒した後，突然，脳の血管が破れて脳出血を起こしてしまうこともあります。

3 脳・神経の障害

●耐性の上昇と離脱症状

　お酒を過剰に飲み続けると，脳にはアルコールに対する耐性が生じます。具体的には，同じ効果を得るのに，より多くの量が必要になります。さらに，脳のアルコール濃度が少しでも下がると，禁断症状とか離脱症状と呼ばれる状態が生じます。その具体的な症状は，不眠，不安，焦燥感，発汗，血圧上昇，吐き気，手のふるえ，てんかん発作，幻聴・幻覚などです。

●自律神経の障害

　アルコールは，性的欲求を高めますが，勃起や射精を起こす自律神経を障害するため，性的不能になりやすくなります。その結果，自分のパートナーがほかの人と関係をもっているというような嫉妬妄想の原因となることもあります。

●ウェルニッケ脳症とコルサコフ型認知症

お酒を大量に飲む人は，食事をきちんととらないことが多いので栄養不良になりがちで，体内でアルコールを分解・解毒するのに必要なビタミンB_1が不足するため，ウェルニッケ脳症になることがあります。ウェルニッケ脳症の慢性期には，記憶と関係する脳の一部分がこわれているため，いちじるしい記憶障害が出てきます。さらに，忘れた記憶を埋め合わせるために作り話をしたり，時間，場所，人物などが分からなくなってしまうなどの，コルサコフ型認知症と呼ばれる症状を示すようにもなります。

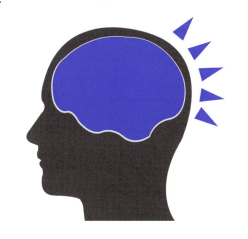

●脳の萎縮や頭部の打撲

脳が萎縮して，若いうちから軽い知能の低下が認められ，わりに早い年齢から認知症の症状が見られます。

また，酩酊状態で頭部を強く打って，脳外傷や硬膜下出血を引き起こすこともよくあります。

Q2　あなたないし身近な人の健康状態について尋ねます。

- ここでの説明に当てはまるような肝臓の病気の人で，お酒をよく飲む人がいますか？　　　　　　　　　いる　・　いない

- ここでの説明に当てはまるような心臓・循環器の病気の人で，お酒をよく飲む人がいますか？　　　　　　いる　・　いない

- ここでの説明に当てはまるような脳・神経の障害のある人で，お酒をよく飲む人がいますか？　　　　　　いる　・　いない

- 具体的にはどのような症状ですか？

....
....
....
....
....
....
....
....
....

3　お酒をやめるために——抗酒剤——

　飲酒をやめるためには，①抗酒剤を服用すること，②アルコール治療のために通院すること，③A.A.などの自助グループに参加することが大事であるとされています（これに「断酒宣言」が加えられる場合もあります）。このうちここでは，抗酒剤について取り上げます。

　抗酒剤とは，毎日服用することによって，人工的に，「アルコールを全く受けつけない体質」にする薬です。

　抗酒剤を服用すると，ほんの少しのアルコール飲料を飲むだけで，吐き気をもよおしたり，心臓がひどくドキドキしたりして（抗酒作用），アルコールを全く楽しめなくなります。つまり，本気でアルコールをやめたい人にとって，抗酒剤は，とても強い味方になります。抗酒剤の効果と，ポイント・注意点は，次ページのとおりです。

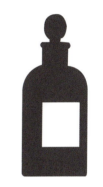

　抗酒剤が役に立つ人は，アルコール依存症の人だけではありません。

　薬物依存の問題があって，飲酒すると薬物の欲求が出てしまう人も，抗酒剤が有効です。また，アルコール依存症ではないけれど，アルコールを飲むと暴力的な行動をとりやすい人にも適当です。さらに，アルコールを飲むと，精神科の治療薬をきちんと服用できなくなってしまう人，躁うつのような気分の波が激しい人にも，抗酒剤を服用することが回復に役立つことがあります。

抗酒剤服用の効果

- 朝起きてすぐに抗酒剤を服用すると，少なくともその日一日はアルコールを飲んでも楽しめないため，夕方になっても飲酒したい気持ちにならず，友人からの飲酒の誘いなども断ることができる
- 「抗酒剤を服用」し続けることで，家族や援助者など周囲の人たちからの信頼を取り戻せる
- 断酒を始めて特に最初の1年間断酒を続けるには，抗酒剤がとても役立つ

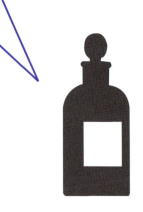

抗酒剤服用のポイント・注意点

- どの時間に服用しても，同じ効果が表れるが，朝起きてすぐか，午前中に服用することがおすすめ
- 一番信じてもらいたい人の前で服用するのがポイント
- 抗酒剤の服用期間中は，アルコールが入った料理を食べることを避けた方がよい
- 2年以上断酒を続けるには，A.A.などの自助グループへの参加も必要

抗酒剤には，シアナマイドとノックビンの2種類があります。その特徴は以下のとおりです。

	シアナマイド	ノックビン
形状	無色透明・無味・無臭の液体	白い粉末
効果	服用直後からおよそ24時間効果が持続	服用を始めてから効果が表れるまでに約1〜2週間かかる 服用をやめても約2〜4週間は効果が持続
副作用	約1割の人に湿疹が出る 血液検査で肝機能を示す数値が少し高くなる	特になし（抗酒作用が表れない体質の人もいる）
対象者	「今日だけは酒は飲まないでおこう。飲むなら明日にしよう」という人に適当	シアナマイドの副作用がある人 シアナマイドだと飲み忘れてしまうことが多い人に適当

※アルコールに対する欲求がとても強いときには，シアナマイドとノックビンの両方を服用する方法もある

　抗酒剤の服用中，うっかりお酒を飲んでしまった場合には，すぐに**内科に行き**，担当医に「自分は飲酒をやめるために抗酒剤を服用しているが，うっかりアルコールを飲んでしまった」と伝えて，点滴をしてもらいましょう。点滴をして，尿がたくさん出ると，体内からアルコールも出ていきます。急に気分がよくなるわけではありませんが，徐々に気分は楽になります。たいていの場合，入院する必要はありません。

　抗酒剤を服用する期間は，人によってさまざまですが，原則として，地域で生活をしながら1年間の完全断酒を達成するまでは，抗酒剤の服用を続けた方がよいでしょう。1年間の完全断酒を達成し，さらにA.A.や断酒会などの自助グループに参加しているならば，抗酒剤の服用をやめてよいか主治医と相談してください。

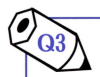

Q3 飲酒の問題を抱えている（あるいは抱えた）として，抗酒剤を使おうと思いますか？

はい ・ いいえ

→ その理由は？

……………………………………………………………………………
……………………………………………………………………………
……………………………………………………………………………

→ 薬物をやめるのに，抗酒剤のかわりになるものを考えてみましょう。治療薬に限らず，物や道具，自分の行動，自分なりのおまじないでも何でもよいです。条件は，「それがあると（それをすると），自分の回復への決意が確かなものとなり，家族や援助者が安心するもの」です。

例　N.A.でもらったキーホルダーをもち歩く

……………………………………………………………………………
……………………………………………………………………………
……………………………………………………………………………
……………………………………………………………………………
……………………………………………………………………………

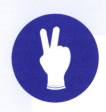

第9回のまとめ

☐ 飲酒は薬物を使ってしまう強力な引き金であると分かりました。

☐ アルコールは，肝臓，心臓，脳や神経に大きな悪影響を与えると分かりました。

☐ アルコールをやめる方法の一つとして，抗酒剤について，その効果や注意点，使い方などを理解しました。

第10回

薬物と人間関係

年　月　日

ここで学ぶこと

▶薬物を使うと，嘘をつきやすくなることを理解しましょう。

▶自分をごまかすために薬物を使っている場合があることを理解しましょう。

▶健康的でない人間関係が影響して，薬物を使ってしまうことがあることを理解しましょう。

▶薬物をやめるために必要な人間関係について学びましょう。

第10回を始める前に……

💡 薬物を使ったことで，大事な人との関係が変わってしまったことがありましたか？　　　　　　　　あった・なかった

💡 誰とどのように関係が変わったかを具体的に説明してください。

　　..
　　..
　　..
　　..

💡 どんな人とどんな関係を作っていれば，薬物を使わず（使い続けず）にすんだと思いますか？

　　..
　　..
　　..
　　..

1 薬物を使うことと嘘

薬物にハマッてしまうと，嘘をつくことが多くなりがちです。

薬物を使っているのではないかと心配する家族，友人，職場の人などに，薬物を使っていないと嘘をつくかもしれません。薬物にお金をつぎ込んでしまい，お金の使い道についてオープンになれなくなるかもしれません。

さらに，薬物を使っていて約束が守れなくなってしまい，周囲からの信頼を裏切る結果になってしまうことがあるかもしれません。また，周囲はそのようなあなたに小言や批判を言うようになって，それをわずらわしく感じるようになるかもしれません。また，薬物の影響で，ささいなことで激しく怒ったり，暴力をふるったり，何かにつけていいがかりをつけたりしやすくなって，その結果，周囲があなたを遠ざけるようになるかもしれません。そうしているうちに，人間関係よりも，薬物の方がずっと大事なもの，ずっと信頼できるものになっていくのです。

嘘は他人にだけつくのではありません。自分に対しても嘘をつくのです。漠然とした不快感におそわれたとき，自分の気持ちにきちんと目を向けるかわりに，薬物でまぎらわせてしまった経験はありませんか？

しかし，

- イライラしたとして，なぜいらだったか？
- 傷ついたと感じたとして，どうして傷ついたか？
- 嫌な気分になったとして，何がどう嫌なのか？

を明らかにしていくことが，根本的な問題を解決していくにあたっての初めの一歩になるのです。

根本的な問題を解決しようとせずに，このような気持ちを薬物でごま

かしていると，ますます薬物に頼るようになります。そして，生活のリズムが乱れ，だらしない毎日を送るようになるのです。前向きさを失って約束をすっぽかしたり，イライラして怒りっぽくなるなど，精神状態が不安定になることが増えたりするかもしれません。

　こうした中で，自分でも「この状況はまずいかも……」と思うかもしれません。しかし，そうした気持ちから目を背けようとして，さらに薬物を使うようになっていきます。目の前のトラブルを避けるために，他人にも自分にも，その場しのぎの嘘をどんどんつくようになっていくのです。

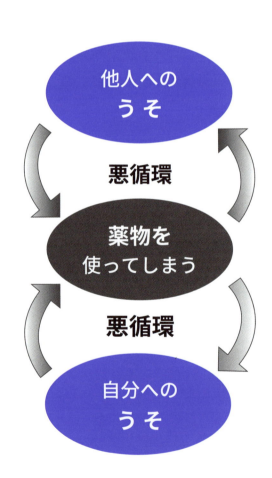

Q1 薬物にハマっていく中で，他人や自分に対してどんな嘘をついてきましたか？
具体的に説明してください。

➡ 他人に対して

....
....
....
....
....
....

➡ 自分に対して

....
....
....
....
....
....

10 薬物と人間関係

2 あなたを傷つける人間関係

薬物の問題を抱えている人の中には，自分に自信をもてず，「自分を好きになれない」「自分を大切にできない」人が少なくありません。そして，この自信のない人は，自分を傷つけるような人間関係に巻き込まれやすく，そこから抜け出すこともなかなかできません。そして，ますます自信を失い，自分のことがさらに嫌いになるという悪循環に陥ってしまいがちです。

薬物の問題のある人が巻き込まれやすい，自分を傷つけるような関係には，否定される関係と支配される関係という2つのタイプがあります。

否定される関係とは，日常生活での身近な人（職場の上司，家族，パートナー，友人など）から，あなたの能力，容姿，行動を否定される関係です。こうした人間関係を続けると，自分でも気づかないうちに心が打ちのめされ，物の考え方がなげやりになったり，自分の価値に疑問を抱くようになったりします。薬物からの回復についても，そのプログラムにとりくむ意欲がわいてこなくなるでしょう。

支配される関係とは，相手の言いなりにさせられたり，束縛されたりする関係です。この関係において，同意されないと，相手はとたんに不機嫌になったり，同意されるまでねじ伏せようとします。脅しや暴言，ときには暴力を使ってきます。その結果，支配される側は，自分が否定されると感じるだけでなく，相手に屈服させられる感覚をもつようになります。そして，相手の顔色をうかがって，びくびく生活するようになってしまいます。

支配しようとする人は，嫉妬深く，束縛が強い人が多いです。支配される側は，その嫉妬や束縛を「自分が愛されているから」と誤解してしまったり，「私しかこの人を救えない」などと思い込んでしまったりするかもしれません。しかしそれは，支配されている人から，さまざまな

機会なり人間関係なりを遠ざける結果になります。とても不健康な関係です。

　また，支配される関係には，「あなたのためを思って，言っているのよ」と言って，束縛するパターンもあります。一見親切そうに見えますが，あれこれ好みを押しつけてきたり，助言と称して，仕事や健康上の問題，恋愛や結婚のことなど，過度に口をはさんできます。こうした善意の干渉はやっかいです。相手の善意を拒めば，善意を無に帰すことになるので，罪悪感を抱くことになります。一方，受け入れるならば，それは相手に束縛されることになります。

　上に挙げた人間関係は，いずれも依存症からの回復を遅らせます。精神的な負担となりますし，嘘をつかないと維持できないような関係なので，安心できません。そのような状況において，薬物は，つかのまではあるものの，瞬時に安心感を与えてくれるので，求めてしまいがちになるのです。

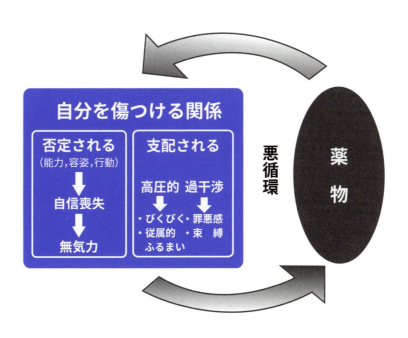

Q2 あなたには，このような人間関係がありましたか？
そのような関係について，何をどのように気をつければ
よいと思いますか？

● これらの人間関係をもったことが　　　　ある　・　ない

● どのように気をつけていくつもりですか？

....
....
....
....
....
....

10 薬物と人間関係

3　相談相手を作る

　薬物を使わないでいるためには，自分の<u>正直な気持ちを伝えられる相談相手や仲間</u>がいることがとても重要です。
　たとえば，覚せい剤を使いたくて仕方がないという気持ちになったり，思ったように薬物への誘惑を断ち切れないと感じても，すぐに<u>なげやりになる必要はありません</u>。やめようと思っていても，すぐにきっぱりとやめられるとはかぎりません。<u>使いたい気持ちは出てくる</u>ものです。

そのようなとき，事態を分析することで，次の対策をとることができます。薬物の問題に理解のある人に，今の状態を正直に説明して，今後のよりよい対策をいっしょに考えてもらい，もう一度トライすればよいのです。

　「薬物のよさが分からない。使う奴の気が知れない」という態度をとる人や，一方的にあなたを責めたり非難したりする人は，適当な相談相手ではありません。秘密を守ってくれて，あなたが薬物を使わないように支えてくれたり勇気づけてくれたりする人が，望ましい相談相手です。そうした人に対してならば，「そんなことを言ったらダメな奴と思われるのではないか」「怒られるのではないか」などと心配せずに，自分の気持ちを正直に打ち明けられることでしょう。

　もちろん，このような安心して話せる信頼できる人を作るには，あなた自身，長期間努力し続ける必要があります。積極的に探してみましょう。DARCやN.A.などでは，「もともと薬物を使っていたけれど，今はやめている」人々に会えますから，そこで仲間作りをすることも役に立つことでしょう。

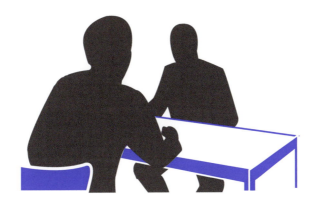

**あなたには，正直に薬物や自分自身の問題を打ち明けられそうな人がいますか？
いない人は，どうしたら見つけられそうですか？**

➡ そういう人が　　　　いる　・　いない

➡ （いない場合）どうしたら見つけられそうですか？

．．

．．

．．

．．

➡ あなたの状態を，うまく相手に伝えるにはどうしたらよいと思いますか？

．．

．．

．．

．．

10 薬物と人間関係

4 信頼について

　薬物を使うのをやめたからといって，こわれてしまった周囲からの信頼がすぐに元通りになるわけではありません。何度もあなたに裏切られたと感じている人は，「確かに今はやっていないかもしれないけれど，そのうち，また……」という気持ちをなかなかぬぐえないからです。つまり，信頼を回復するためには，時間が必要です。そして，言葉だけではなく，行動で示す必要があります。薬物を使わずに，規則正しく安定した生活を送り続けていくことです。

　すぐに信頼を取り戻せないからといって，焦ったりあきらめたりしてはいけません。しっかりとした生活を続けていけば，きっと周囲の人の評価も変わっていくはずです。

Q4 信頼を回復していくために，あなたにはどんなことができるでしょうか？　すでに何か行っていますか？

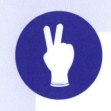

第10回のまとめ

☐ 薬物は，周りの人との人間関係をこわしてしまうと分かりました。

☐ 自分の気持ちに向き合いたくなくて薬物に逃げても，問題は解決しないと分かりました。

☐ 自分を傷つけるような対人関係をもっていないかを，チェックすることが大切であると分かりました。

☐ 薬物への気持ちを正直に相談できる相手がいることが，薬物からの立ち直りには大切であると分かりました。

☐ 薬物を使ったことで失ってしまった信頼は，健全な行動をし続けるならば，徐々に取り戻せるであろうと分かりました。

第11回

睡眠薬・抗不安薬, マリファナ, 危険ドラッグ

年　月　日

ここで学ぶこと

- ▶医者に処方される睡眠薬・抗不安薬も, 処方どおりでなく大量に服薬すると依存症になってしまうことを理解しましょう。
- ▶「マリファナは問題ない」というのは誤った考えであることを知りましょう。
- ▶危険ドラッグに潜む危険性に気づきましょう。

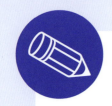

第11回を始める前に……

💡 睡眠薬・抗不安薬に，どんなイメージをもっていますか？

　　　………………………………………………………………………………
　　　………………………………………………………………………………
　　　………………………………………………………………………………
　　　………………………………………………………………………………

💡 マリファナに，どんなイメージをもっていますか？

　　　………………………………………………………………………………
　　　………………………………………………………………………………
　　　………………………………………………………………………………
　　　………………………………………………………………………………

💡 危険ドラッグに，どんなイメージをもっていますか？

　　　………………………………………………………………………………
　　　………………………………………………………………………………
　　　………………………………………………………………………………
　　　………………………………………………………………………………

依存症になる薬物は，覚せい剤だけに限りません。第9回ではアルコールについて扱いましたが，今回は，睡眠薬・抗不安薬，マリファナ（大麻），危険ドラッグについて取り上げることにします。

1 睡眠薬・抗不安薬——その危険性と依存性

精神科の治療で用いる睡眠薬や抗不安薬には，依存性があります。医者から処方された量よりも多く服用すると，依存症になる危険があります。

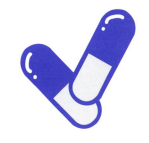

睡眠薬としてはハルシオン，サイレース（ロヒプノール），マイスリーなどが，また，抗不安薬としてはデパスやエリミンなどが，強い依存性のある薬剤と言われています。

精神科で不眠症あるいはうつや不安の治療を受けることがきっかけになって，これらの薬剤への依存症になっていくことが多いです。医者の指示に従った量を服用していれば問題ないのですが，以下のような場合は，あっという間に薬剤の量が増えて，次第にしらふでいることが怖くなって，依存症になってしまう危険性が高いです。

- 「辛い現実（経済的不安や夫婦間の不和，失恋の悩み，孤独感など）」による気分の落ち込みに対して，薬剤で「辛い気持ち」を一時的にまぎらわせようとする
- 自分が抱えている悩みを医者やカウンセラーに話さず，薬剤を飲むことだけで解決しようとする
- 覚せい剤を使わずに生活をし始めた当初のイライラや不眠をしずめるために用いる
- 薬剤をアルコールと併用する

「快感」を求めるのではなく，不眠や不安という「苦痛を和らげる」ために薬剤を用いても，依存症になります。また，不眠症あるいはうつや不安の治療のためにその薬剤が必要であることから，完全に断つことができない場合もあります。したがって，医者と話し合いながら治療のゴールを考えていくのが適当です。

「辛い気分を忘れるため」として処方されたよりも多く服薬すると，薬剤で酩酊状態になって，投げやりな考え方や感じ方が浮かんで，「こんな辛いのを我慢して生きているのは馬鹿らしい。いっそ死んでしまおう」と考え始めます。さらに酩酊状態であるため，死への恐怖感や自分の体を傷つけることへの抵抗感がうすれ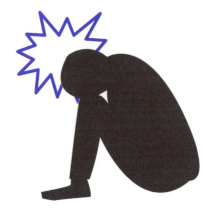てしまい，首吊りや飛び降りなどの致死的な行動に走ってしまう人もいます。また，**自殺の手段として薬剤を大量に服用**して死亡する人もいます。

Q1 睡眠薬や抗不安薬について尋ねます。

→ 睡眠薬・抗不安薬を服用したことが　　ある　・　ない

→ 服用の仕方で注意すべき点，改善すべき点は何ですか？

……………………………………………………………………………………

……………………………………………………………………………………

……………………………………………………………………………………

2 マリファナとは？——その危険性と依存性

マリファナ（大麻）は，服の原料となる「麻」と同じ植物で，葉を「マリファナ」，樹脂を「ハッシシ」と呼びます。

マリファナの危険性については，がんに限定しても，大麻タバコ1本に，ふつうのタバコ20本分の発がん物質が含まれています。

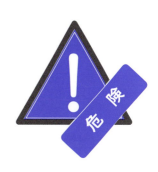

マリファナを吸ったとき，すぐに生じる不快な症状には，次のようなものがあります。

- 心臓がドキドキする
- 喉が渇く
- まっすぐに歩けない
- 物が変わって見える
- 眼が赤くなる
- 食欲が増す
- 手で物がうまくつかめない
- 不安，錯乱

さらに，マリファナを吸い続けると，いろいろな症状が出てきます。

- いつも体がだるい
- 肺がん
- 不妊症，生理不順
- パニック症状
- 記憶力の低下
- 頭が痛い
- 距離感や色の感覚の変化
- 胎児異常（妊婦が使った場合）
- うつ症状
- ひきこもり
- 喉が痛い
- 性欲低下

心への影響についても，はじめは「気持ちいい」だけだったのが，吸い続けていくと，だんだんに「使わないと，ちょっとしたことでイライラしやすい」状態になっていきます。人によっては，幻聴・幻覚などの精神病の症状が生じ，マリファナをやめた後，何年たっても残ってし

まいます。以下の①〜⑧のプロセスをたどります。

①全身で感じる幸福感
②夢と現実の区別がつかなくなる，時間の感覚がなくなる
③体が浮くような感じ，物がゆがんで見える
④喜怒哀楽が強まる
⑤妄想が出る
⑥無気力・無関心，集中力低下
⑦急に飛び降りたい感覚や，突発的な興奮・暴力性が出現
⑧興奮が強まり，幻聴・幻覚でパニックになる

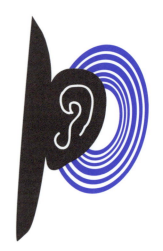

またマリファナは，効果が切れてくると，次のような離脱（禁断）症状が生じることがあります。

・眠れない	・食欲がない	・不安	・吐き気	・筋肉痛
・情緒不安定	・寒気	・あくび	・手の震え	・下痢

離脱時にイライラして，マリファナを手に入れる金欲しさから窃盗や恐喝，強盗をする人もいます。ほんのささいなことでも怒りっぽくなって，周囲に粗暴にあたるようになる人も少なくありません。つまり，マリファナも，覚せい剤と同じく，立派な依存性薬物なのです。

たしかに体質によっては，マリファナの害が出にくい人もいますが，幻聴や幻覚などの精神病症状を悪化させ，暴力行動が多くなります。さらに，マリファナで悪化した幻覚・妄想は，精神科の治療薬が効きにくく，「動因喪失症候群」という慢性的な無気力・ひきこもり状態に陥

りやすいことも指摘されています。

　また，マリファナの薬理作用で，物事を冷静に判断できなくなり，再び覚せい剤を使いたくなる欲求に襲われること，すなわち，覚せい剤を以前に使っている人にとってマリファナが強力な引き金になることがあります。加えて，覚せい剤とマリファナを併用する習慣のあった人には，幻聴や幻覚，意欲低下といった覚せい剤の後遺症が治りにくく，治療が長引きやすい傾向があることも知られています。

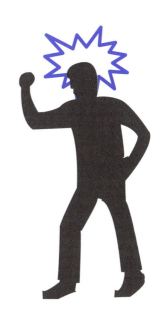

Q2　マリファナについて尋ねます。

→ マリファナを使ったことが　　　　　ある ・ ない

→ ここで紹介したもののうち，あなたはどんな症状を経験しましたか？

....
....
....
....
....

3 　危険ドラッグとは？──その危険性と依存性

　危険ドラッグとは，覚せい剤や大麻などの法律で規制されている薬物の化学構造式を少し変えることで，規制を逃れている薬物のことです。

　危険ドラッグには，さまざまな種類がありますが，以下の3種類に分類できます。

	ハーブ	パウダー（フレグランス・パウダー）	リキッド（アロマ）
形状	合成された化学物質がまぶされた乾燥した植物片	粉末状の合成薬物	液体状の合成薬物
販売方法	お香として販売されている	入浴剤や植物活性剤などとして販売されている	芳香剤として販売されている

　現在では，「包括指定」と呼ばれる制度ができて，「化学構造式が少し違っていても，基本構造が共通していたらダメ」という規制が危険ドラッグにかかるようになっています。しかし皮肉なことに，このように規制を強化すればするほど，専門家も知らない未知の成分を含む新たな危険ドラッグが登場し，しばしばそうした新製品は，以前よりも危険性を増した**モンスター・ドラッグ**になっています。

　さらに，先に触れたとおり，厳しい法規制を逃れようとして，危険ドラッグに未知の成分が使われるようになった結果，その危険性はさらに深刻になって，次のような症状の事例が急増するという予想外の影響が出てきています。

- けいれん発作や昏睡状態，心筋梗塞
- カタトニー（全身が硬直して数時間全く身動きがとれなくなる症状）
- 横紋筋融解症（全身の筋肉が溶け出し，その溶け出した成分により腎臓が破壊される病気）

　危険ドラッグ使用者による悲惨な自動車事故がテレビや新聞で報道されていますが，その背景にも，こうした成分変更が影響しているようです。

Q3　危険ドラッグについて尋ねます。

➡ 危険ドラッグを使ったことが　　　　　　　ある　・　ない

➡ これまでの説明をふまえて，危険ドラッグがどうして危ないかを，あなたの言葉でまとめてみましょう。

....

....

....

....

....

....

薬物依存症専門医の多くは,「危険ドラッグは,大麻や覚せい剤よりも危険」と口をそろえて主張しています。実際,危険ドラッグを使った感想として,以下のように言う人が多いです。

> これまで大麻や覚せい剤を使ってきたけれど,「つかまったら会社や家族に迷惑をかける」と考えて,危険ドラッグに切りかえた。でもそうしたら,その使用をもっとコントロールできなくなったり,幻覚や妄想が出てしまったりして,結局,病院で治療を受けるハメになった……

危険ドラッグの使用者と覚せい剤の使用者とを比べると,「依存症」になる人の割合に違いはなく,「幻覚・妄想」が出てくる人の割合は,覚せい剤よりもむしろ危険ドラッグで多いとの調査結果もあります。

実際,規制が強化された後の方が,危険ドラッグによる交通事故や死亡事例の報告が増えています。

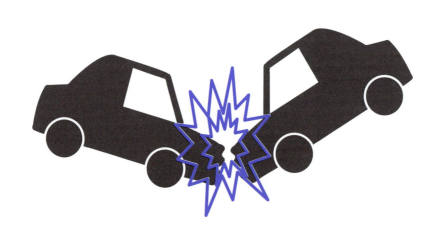

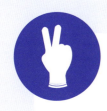

第11回のまとめ

☐ 睡眠薬や抗不安薬を医者の処方どおりに服薬しない場合の危険性や依存性を理解して，正しく服薬することが大切であると学びました。

☐ マリファナが，体にも心にも悪影響を与えること，そして覚せい剤使用の引き金になると学びました。

☐ 危険ドラッグは法規制を逃れるために未知の成分を使っているため，既存の薬物以上に危険性が高い可能性があると学びました。

第12回

薬物離脱へのまとめと対策

　　年　　月　　日

ここで学ぶこと

▶薬物を使わないようにするために，これまで学んできたことについて振り返りましょう。

▶薬物を再使用してしまうあなたのプロセスが，どんなものかを考えて対策を立てましょう。

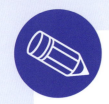

第12回を始める前に……

💡 第2回〜第11回の中で，なるほどと思ったり心に残ったのはどの回ですか？　それはなぜですか？

....

....

....

....

💡 第2回〜第11回の中で，今後のあなたに役に立ちそうなのはどの回ですか？　それはなぜですか？

....

....

....

....

第2回〜第11回では，薬物を使わずにすむようにいろいろと学んできました。この回は，これまでのまとめです。

これまで学んできたことを振り返って，十分に分かっていない，もう忘れてしまったなどと気づいたら，それに対応する箇所に戻ってみることが大切です。

1　薬物がよくない理由を分かっている？

まず，薬物を使うことがなぜ体や心によくないのでしょう？

その理由には，以下のものがありました。どの項目を学び直す必要があるかをチェックしてみましょう。

【薬物が体や心に与える影響】

☐ 薬物は脳や体に悪影響を与える！
薬物は神経細胞や，心臓，血管，筋肉に悪影響を及ぼします。
　☞ 脳への悪影響については，p.33を参照
　☞ 脳以外の体への悪影響については，p.35を参照

☐ 薬物は心に悪影響を与える！
幻聴・妄想，不眠，不規則な生活，うつの悪化，自傷，暴力，性格の変化，治療薬が効かないなどの影響があります。
　☞ 心への悪影響については，p.27を参照

2　依存症って何？

　依存症とは、「○○をやめたいと思っているにも関わらず、つい使ってしまい、自分の心や体の健康を損なったり、職業的・社会的な活動に障害を引き起こしてしまう病気」です。つまり、自分でコントロールできなくなる病気です。あなたは薬物の依存症でしょうか？

　依存症の7つの特徴を理解しているか、それぞれの項目について、再び学ぶ必要があるかどうかチェックしてみましょう。

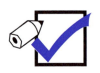

【依存症の7つの特徴】

☐ 一次性の病気

☐ 慢性の病気

☐ 進行性の病気

☐ 死亡率が高い病気

☐ 性格が変化する病気

☐ 薬物以外にも依存しやすい病気

☐ 周りの人へも悪影響をもたらす病気

　☞薬物の依存症については、第6回を参照

　　また、薬物が人間関係に与える影響については、第10回も参照

3 薬物からの回復段階

薬物を使っていた生活から回復していくには，以下の5段階があること，そしてそのそれぞれの段階でどんなことに注意すべきであるかを学びました。あなたは，それを理解できていますか？ チェックしてみましょう。

 【回復の5段階の特徴と留意点】

☞薬物依存からの回復段階については，第5回を参照

☐ **ステージ1：緊張期（最初の2週間くらい）**
薬物なしで生活することが心身ともにしんどい時期。不眠や不安に注意！

☐ **ステージ2：ハネムーン期（2週間目〜3カ月目ぐらい）**
薬物なしの生活に慣れ，気分がよくなる時期。次の時期への備えを！

☐ **ステージ3：『壁』期（4カ月目〜半年ぐらい）**
薬物なしの生活にうんざりする時期。特に注意！

☐ **ステージ4：適応期（半年すぎ〜9カ月目ぐらい）**
薬物なしで過ごすことに心身ともに慣れてくる時期。

☐ **ステージ5：解決期（10カ月目〜1年ぐらい）**
薬物なしの生活を維持するための時期。新たなことを始めるときには注意！

今，あなたはどの段階にいますか？
時折，自分がどの段階にいるかを確認することが大切です。

4 再発・再使用への対策を立てよう

最後に，どうやって薬物をやめ続けるかの対策をまとめてみましょう。まずは，薬物を使わない生活があなたにとってどのようによいかを，自分ではっきりとイメージできるようにすることです。そうでないと，その生活はただ我慢するだけで，納得のいかないものになってしまいます。

Q1 薬物をやめ続けた生活をすると，あなたの生活はどのようによくなると思いますか？　思いつくことを具体的に書いてみましょう。

....

....

....

....

....

....

つづいて，自分が薬物を使いたくなる刺激，つまり引き金をしっかりと自覚して，それを避けた生活を続ける必要があります。また，直接の引き金でなくても，薬物を使っていたころの生活パターンなり気持ちなりでいることも，薬物を使ってしまう危険サインです。

Q2 薬物を使う状態に近づいているかどうか気づくには、日ごろどのように自己チェックするのが有効でしょうか？

➡ 自己チェックの仕方

時間：
....
場所：
....
方法：
....
その他：
....

➡ 自己チェックの内容

□ 規則正しい生活をしている　　□ 引き金に近よらない

□ 困ったら相談する　　　　　　□ ストレスがたまっていない

□ その他：_____

12 薬物離脱へのまとめと対策

　次ページは、あなたの再発・再使用を防止する対策をまとめるためのシートです。自己分析しながら、p.160の□の中にはその具体的内容を、また、p.161の□の中には具体的対処法を書いてください。

　そして、そのシートを見ながら、どんなことに注意するとよいかを考えて、生活していってください。また、日々の生活の中で、修正した方がよいところがあれば、その都度、修正してください。

次ページのシートを使って、薬物依存からの回復を目指しましょう！

■ 再発・再使用を防止する対策シート

薬物と関係ない生活
あなたにとってのその具体的な生活内容（第7回，第10回参照）

→ 送れている
→ 送れていない

対処しないままだと ↓

再発段階
あなたの薬物使用時によく見られた感情，行動，思考（第8回参照）

あなたにとっての感情のうっ積

あなたにとっての依存症的行動

あなたにとっての薬物使用を正当化する依存症的思考

対処しないままだと ↓

引き金に遭遇（第3回，第4回参照）
あなたにとっての内的な引き金：

あなたにとっての外的な引き金：

対処しないままだと ↓

薬物の再使用

「使ってしまったのでもう終わり」と
あきらめると**薬物依存の重症化**

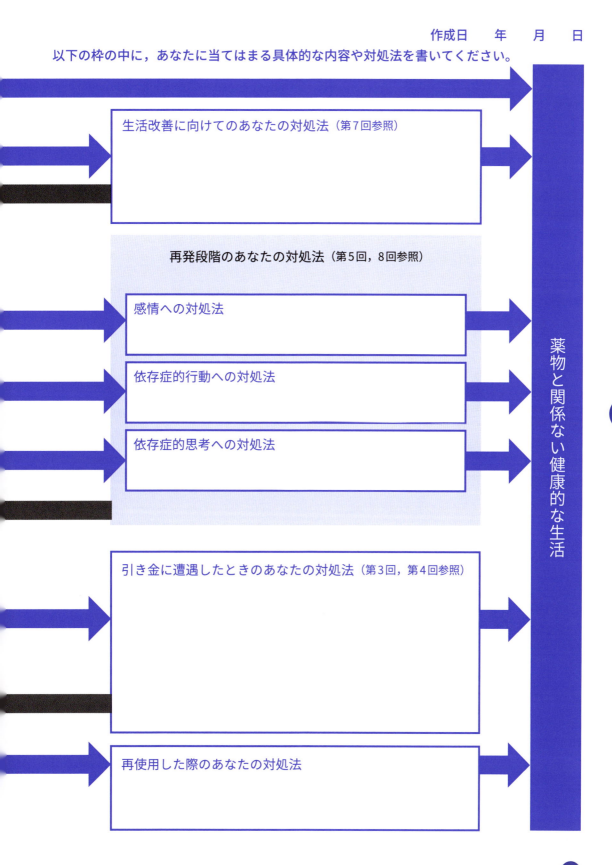

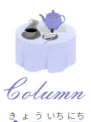

Column
今日一日

　薬物をやめることは簡単です。これまで何度かやめた人もいるでしょう。しかし，難しいのは，「やめ続けること」です。「これから一生薬物をしないのか」と考えるだけで，その時間の長さに押しつぶされ，途方に暮れてしまいます。むかしの嫌なことを思い出すだけでイライラし，「とてもしらふではいられない」という気分になってきます。

　多くの先輩たちが，再使用しない秘訣を教えてくれています。その一つに，「いま現在，困っていることしか考えない」があります。明日の心配事は，明日になってから考えればよいのです。また，昨日の失敗は変えられません。昨日の失敗や明日の心配事に心を奪われてしまうと，今を生きるために使うエネルギーを失ってしまいます。

　薬物を使いたくなったとき，今までのように，「これで最後の一発だ。明日からは絶対にやめるぞ」と考えるかわりに「ひとまず，今日だけは薬物を使わずに過ごそう」と，考えを切りかえましょう。

　このように，「今日一日」の過ごし方だけを考えることで，薬物を使わずに過ごす日々が積み重なっていきます。日々の積み重ねが1週間になり，1週間の積み重ねが1カ月になり，さらにそれ以上の期間へと，薬物なしで過ごす期間が延びていくことでしょう。

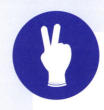

第12回のまとめ

☐ 依存症がどんなものであるかを復習しました。

☐ 薬物からの5つの回復段階について復習しました。

☐ 薬物がよくない理由を確認して，薬物をやめ続けるとどのようによいかを考えました。

☐ あなたの薬物の再発・再使用への対策シートを作成しました。

☐ あなたが，薬物の再使用に至ってしまうサイクルを特定し，それに対処する方法について考えました。

II

第13回

安全な気持ちになれるイメージやもの

年　月　日

ここで学ぶこと

▶「安全なイメージ」がどのように役に立つかを理解しましょう。

▶「安全なイメージ」にどんなものがあるかを学び，あなたにとっての「安全なイメージ」を考えましょう。

▶「安全なイメージ」以外で，あなたが安全な気持ちになれるものに何があるかを考えましょう。

第13回を始める前に……

💡 これまで、辛い現実なり気持ちなりから逃れようとして、薬物を使ったことがありますか。その具体的な状況を書いてみましょう。

....
....
....
....

💡 これまで、辛い現実や気持ちに対して、薬物を使うこと以外で乗り越えたことがありますか。どうやって乗り越えたかを具体的に書いてみましょう。

....
....
....
....

1 なぜ「安全なイメージ」が必要？

「安全なイメージ」とは、「どんなに辛くなっても、ここに戻ってくれば大丈夫」と思えるイメージのことです。どうして「安全」を確保する必要があるのでしょうか？

生活を送っていく中で、「辛い」「傷ついた」「もうダメ」などと思って、気持ちが不安定になって、しっかり考えられなくなったことはないでしょうか？　そのような状況を乗り切るために薬物を使っていたという人は少なくありません。あなたはどうでしょう？

辛い状況に会わないようにするのも、一つの解決策でしょうが、現実はそう甘くはありません。しかし、辛い状況に置かれたとしても、「安全なイメージ」を思い起こすことができれば、「自分は大丈夫」と思い直して、その辛い状況を乗り切れます。だから、「安全なイメージ」が大切なのです。

つづいて、なぜイメージなのでしょう？たとえば、辛いときに「好きな音楽を聴く」といった方法で心の痛みを癒せるかもしれません。しかし、音楽は自然に流れてくるわけではありません。音楽を流す器具が必要ですし、人に迷惑をかけずに聴くにはイヤホンも必要でしょう。そして、そもそも音楽を聴くことが許されない状況にあなたはいるかもしれません。それに対して、イメージを浮かべることは、どこでもすぐに自分を助けることができる手段です。心が一気に辛くなってしまった場合、あるいは過去の辛い体験に一気に引き戻されてしまった場合、五感を十分に活用して「安全なイメージ」をありありと思い浮かべて、そのイメージにひたることで、あなたはしっかりと守られ、

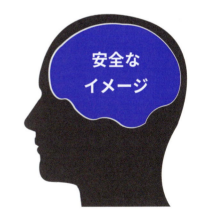

「自分は大丈夫」と思えるようになるのです。

2 「安全なイメージ」

　自分にとって，どんなイメージが安全と感じられるかを明確にして，辛い状況や気持ちを乗り越えるときに，そのイメージを使えるように備えておくことは大切です。

　これから「安全なイメージ」の例を紹介していきます。五感をとぎすませて，その例にしたがって，あなたのイメージを作っていきましょう。そのイメージをうまく思い浮かべられるかを検討しましょう。そして，そのイメージの中に自分がいれば何％くらい安全と思えるかも考えてみましょう。

　なお，これから紹介するイメージのうち，そのイメージがあなたの過去の辛い出来事を思い起こしてしまうものならば，そのイメージを思い起こすのはやめてください。また，薬物につながるイメージである場合も，それを思い起こすのはやめてください。あなたにとって大丈夫なイメージを思い起こす練習だけに取り組んでください。

　次ページが，安全なイメージの作り方の手順です。

【安全なイメージの作り方の手順】

1. 目を閉じてイメージを思い浮かべる（目を閉じると不安になる人は，目を開けたままでかまいません）

2. 十分にイメージができたら，目を開けて，どんなイメージを浮かべたかを書き出す

....

....

....

....

3. 再び目を閉じて，もう一度イメージする

4. そのイメージをうまく思い浮かべられたかを評価する

   うまく思い浮かべられた　　　　　　やや思い浮かべられた

   あまり思い浮かべられなかった

   全然思い浮かべられなかった

5. そのイメージの中で，どれぐらい安全と感じられたかを評価する（「全く安全でない」を「0％」，「完全に安全だ」を「100％」として）

   ＿＿＿＿＿＿＿＿％

それでは，次ページからのイメージづくりに挑戦しましょう。

1 気持ちのよいイメージ

例1 お風呂のイメージ

温かいお湯のお風呂に入って、ゆっくり体が温まっていき、体も心もくつろいでいくところをイメージしましょう。

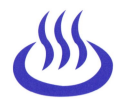

> 🔷 ヒント──自宅のお風呂、旅館（露天）のお風呂、架空のお風呂など、なんでもかまいません。好きなお風呂でよいです。一人で入っても、誰か安心できる人と一緒に入ってもよいです。お湯の色、肌触りも想像してみると、イメージが広がるでしょう。

例2 リゾート地のイメージ

おだやかでのんびりできるリゾート地にいるところをイメージしましょう。

> 🔷 ヒント──それはどんな場所ですか？ ビーチ、ホテル、高原、牧場、山小屋、スキー場など、どんなところでしょう。行ったことのないところや想像上の場所でもかまいません。明け方、朝、昼間、午後、夕方、夕暮れ、夜など、そのイメージはいつでしょう？ 誰かと一緒ですか？ 何をしていますか？ そこでは、海、山、空、雲、太陽など、何が見えますか？ どんな音が聞こえますか？ これらを想像すると、イメージが広がるでしょう。

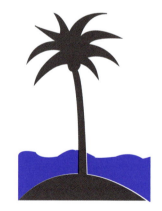

2 自由に好きなことをしているイメージ

例1 好物を食べているイメージ

あなたが大好きな物を食べて,「幸せ」と感じているところをイメージしましょう。

●ヒント── 何を食べているところですか？　どこで誰と食べていますか？　どんなお皿に盛ってありますか？　イメージの中でしっかりと味わって,イメージを広げましょう。

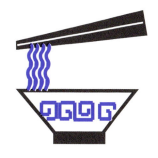

例2 自由に空を飛んでいるイメージ

誰にも邪魔されることなく,のびのびと思うがままに空を飛んでいるところをイメージしましょう。

●ヒント──今の自分のままで飛んでもよいし,何かほかのもの(たとえば,鳥や虫,キャラクター,飛行機や風船)になって飛んでもかまいません。飛んでいる高さ,飛んでいるスピードはどうですか？　飛んでいる気持ちはどうですか？　これらを考えると,イメージが広がるでしょう。

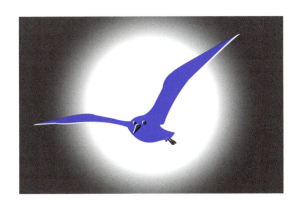

3 ほっとできる誰かと一緒にいるイメージ

例1 気の置けない人と一緒にいるイメージ

誰かと一緒にいて，あなたが安心してくつろいでいる場面をイメージしましょう。

> 💡 ヒント── 一緒にいる人は，直接知っている人でも，そうでない人でもかまいません。その人と，いつ，どこで，何をしているかを考えると，イメージは広がるでしょう。

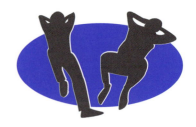

例2 幼子が親に見守られて眠っているイメージ

小さな子どもになったあなたが，親のそばで，完全に安心して，気持ちよくスヤスヤと眠っているところをイメージしましょう。

> 💡 ヒント──あなたはいくつくらいの子どもになっていますか？ 子守歌や何かのメロディーなど何か音が聞こえますか？ どこで寝ていますか？ ゆりかご，親に抱かれながら，などと考えていきましょう。どんなものを着せてもらっていますか？ 寒さや暑さはどうですか？ これらをもとにイメージを広げましょう。

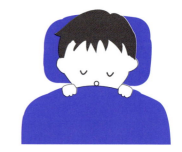

4 守ってくれている／守られているとのイメージ

例1 誰かあるいは何かが守ってくれているイメージ

誰かあるいは何かに「見守られている」とあなたが感じている状態，あるいは，誰かあるいは何かが「平気だよ」「頑張って」とあなたを勇気づけてくれたり応援してくれたりしている状態をイメージしてみましょう。

●ヒント──具体的にどんな人，あるいはものが，あなたを守ったり勇気づけたりしてくれていますか？　実在するものでなくてもかまいません。どんなふうに守ったり勇気づけたりしてくれていますか？　そのはたらきかけによって，あなたはどんな気持ちになっていますか？　これらを考えると，イメージは広がるでしょう。

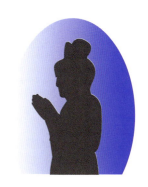

例2 この場所ならば大丈夫というイメージ

外からは勝手に開けられない一方，中から鍵がかかり，好きなときに開けられる頑丈な扉がある部屋の中にいるところをイメージしましょう。

●ヒント──どんな壁紙で，どんな調度品があるどんなふうな部屋ですか？　そこであなたは何をしているところですか？　扉を開けるかどうかはどうやって決めますか？　これらを考えて，イメージを広げましょう。

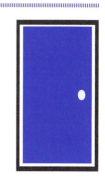

Q1 これまで作ってきたイメージを参考に，思い浮かべやすく，さらにあなたが心から安全・安心と感じられるイメージを考えてみましょう。

→ その具体的なイメージを書いてみましょう。

....
....
....
....

→ 目を閉じて，そのイメージを思い浮かべたとき，あなたはどのくらい安全・安心（完全に安全・安心と感じるならば100％，全く感じないならば0％）と感じますか？

_____ ％

→ このイメージを思い起こすことは，薬物を使わない生活を続けるにあたって，どのように役立つと思いますか？

....
....
....
....
....

安全な気持ちになれるイメージやもの　13

ここで作った思い浮かべやすい「安全なイメージ」を，1日3回以上，実際それを体験しているかのようにありありと思い浮かべる訓練をして，「このイメージを思い起こせば自分は大丈夫」と感じ取れるようにしましょう。多くの人が，「安全なイメージ」を思い浮かべる練習を繰り返すうちに，そのイメージを上手に使えるようになっていくと言っています。

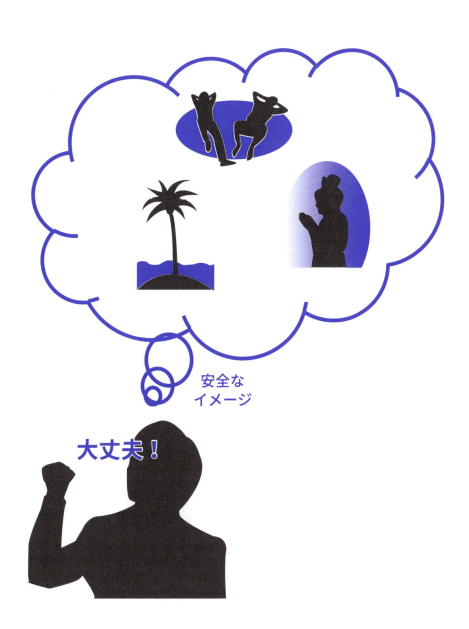

3　安全な気持ちになれるもの

　ここまで扱った「安全なイメージ」は，いつでもどこでも思い起こせる便利なものです。しかし，頭の中が辛い考えでいっぱいだと，「安全なイメージ」に切り替えづらいときもあるでしょう。そのときのために，イメージ以外にもあなたにとって，「安全な気持ちになれるもの」を用意しておくことは大切です。

　それは，すぐに取り出したり手に取ったりできるように，もち運べるもの，手元に置いておけるものが望ましいです。

　以下にいくつか例を挙げますので，その中に，あなたを安全な気持ちにさせてくれるものがあるかをチェックしてみましょう。

【安全な気持ちになれるもののリスト】

☐ お守り　　　　　　　　　☐ 大切な人からプレゼントされたもの
☐ 形見　　　　　　　　　　☐ 座右の銘
☐ ラッキーアイテム　　　　☐ ジンクス
☐ 思い出・大切な写真　　　☐ 画集・写真集　　　☐ 本
☐ 音楽　　　　　　　　　　☐ 香水・お香　　　　☐ アロマオイル
☐ 肌触りのよいもの（タオル，ぬいぐるみなど）
☐ お菓子（チョコレート・キャンディ・ガムなど）
　　☞ 薬物を思い起こすものは，適当でありません。

Q2 前ページのチェックリストを参考にして，あなたにとっての「安全な気持ちになれるもの」を考えてみましょう。

➡ どんなものかを具体的に書いてみましょう。

....
....
....
....
....
....

➡ それを用いた場合の「安全度」・「安心度」　_____ ％

☞ 日々，それらを見たり，触れたりして，これが自分を守ってくれていると実感しましょう。

安全な気持ちになれるイメージやもの

13

「安全なイメージ」とイメージ以外の「安全な気持ちになれるもの」を見つけられたでしょうか？
　生活していく中で，急に辛くなったり混乱しそうになったりする場合もあるでしょう。しかし，その際，瞬時に「安全なイメージ」や「安全な気持ちになれるもの」に立ち返ることができれば，自分は「大丈夫」という感覚に戻れるはずです。

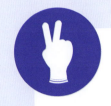

第13回のまとめ

- ☐ 「安全なイメージ」や「安全な気持ちになれるもの」があると，辛かったり混乱しそうになったりした際にも，「自分は大丈夫」と思える助けとなることを理解しました。

- ☐ 自分にとって，どんなイメージやものが安全な気持ちにさせてくれるかを検討しました。

- ☐ 日ごろから，いざというときのために「安全なイメージ」や「安全な気持ちになれるもの」を準備しておくことが大切であると学びました。

第14回

支えてくれる人を探す

年　月　日

ここで学ぶこと

▶あいさつやちょっとした話ができる人を探しましょう。

▶困ったときに助けを求めることができる人や場所を探しましょう。

▶思い浮かべることで勇気づけられるイメージについて検討しましょう。

第14回を始める前に……

💡 自分を支えてくれる人がいたならば，薬物を使わなかったはず，あるいは使うのをやめていたはずという体験はありますか？ それを具体的に書いてみましょう。

....
....
....
....

💡 自分を支えてくれる人がいたので，うまく社会で生活ができた（一定期間，薬物を使わないでいられたなど）という経験がありますか？ 具体的に書いてみましょう。

....
....
....
....

1 人との触れ合いの大切さ

人は互いに助けあって生きています。誰かを助けることがあれば，誰かに助けられることもあります。「孤立している」「独りぼっちで孤独だ」と感じることは，生きていくうえで最も辛いことの一つかもしれません。

薬物使用を続けていく中で信頼を失って，周りから見放されて独りぼっちになってしまったと感じている人，あるいは交流できるのは薬物仲間だけと思っている人もいるかもしれません。でも，実際はそうとも限りません。いろいろな人に支えてもらえるはずと思って，探してみることにしましょう。

2 あいさつやちょっとした話ができる人

あいさつをする，ちょっとした話をする，という人が，周りにいますか？　そういうささやかな関わりでも，自分だけの世界から抜け出させてくれます。そして，そういう関わりが日常生活の中に散りばめられていると，人の心は少し軽やかになります。

同じアパートやマンションの住人とあいさつをする，よく行くお店の人と天気の話をする，いつも通りがかる交番のお巡りさんと会釈を交わすといったことでよいのです。人間でなくても，飼っているペットや近所にいる動物や植物でも，ちょっとしたコミュニケーションができていると思えるものならば，かまいません。

こうした誰か（何か）との触れ合いによって，和やかな気持ちになれるならば，それはあなたを少しばかり助けたり支えたりしてくれていることになります。

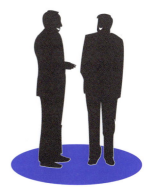

Q1 日常生活を振り返り，このようなちょっとした関わりがあったか，あるいは，これからもてそうか，思いつくものをできるだけ書いてみましょう。

....
....
....
....
....
....
....
....
....
....
....
....

☞ 日々の生活で，どんな人に会っているかを具体的に思い浮かべてみましょう。その関わり合いは，直接顔を合わせるものに限りません。電話やインターネットなどでのやりとりでもかまいません。また，あなたの気持ちを変えてくれる動物や植物などでもよいです。

支えてくれる人を探す

14

これらの存在の一つ一つは，大きな助けではないかもしれませんが，それが度重なれば，「それなりにあなたの気持ちに影響を与えてくれている」，つまりあなたを支える結果になっているはずです。

　「独りぼっちで生きているように感じていたけれど，実際には誰かとちょっとした関わりをもてていることに気づいた」「ある関係が切れて（あるいはこじれて）しまい，もう何もないと思っていたけれど，まだまだいろいろな関係がある（あるいはもてそう）と気づいた」などの感想をもったかもしれません。

　おそらくこのような関係は，あまり意識していなかったものでしょう。しかし，こうやって改めて考えてみると，あなたの支えになっていたり，なってくれそうなさまざまな関係があることに気づいたかもしれません。

　あまり見つけられなかった人も，上に挙げたような関係があるかどうかを探しながら生活していくと，実のところ「気づかなかっただけ」ということがあるかもしれません。また，「こうすれば，その程度の関係はもてるかも」といったヒントが見つかるかもしれません。新しい関わりに気づいたら，その都度，それを前ページのQ1に書き加えましょう。

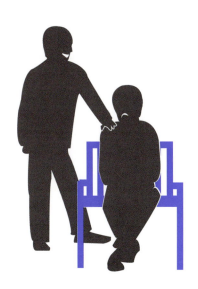

3　いざというときに助けてくれる人や機関

次に，乗り越えられるかわからないような問題に直面したとき，誰だったら助けてくれそうかを考えましょう。乗り越えるのが難しい問題を自分一人で何とかしようと悩むのではなく，誰かに助けを求め，人の助けを借りながら乗り越えていくことは，上手に世の中を生きていくのに重要な技術です。それは，弱い人間がすることでも恥ずかしいことでも決してありません。

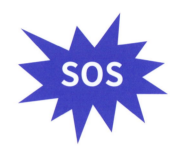

助けを求める先は，「人」だけではありません。DARCやN.A.，さらに，市役所や町役場といった役所・役場，地域の保健所や精神保健福祉センター，ハローワーク，福祉事務所，警察署，交番，病院なども含まれます。そこで直接助けてもらえない場合でも，どこかを紹介してくれたりします。

助けを求めることについて，苦手意識や抵抗感をもつ人もいるでしょうが，そうであるならば，さしあたっては，「もし助けを求めることが可能ならば，あるいは，もし助けを求める気持ちになったならば」という条件付きでよいので，「とりあえず，助けになりそうな人や機関を考えてみる」というスタンスでかまいません。本当に困ったとき，誰に，あるいはどこに，どんな助けを求めることができるかを確認していくことにしましょう。

一人の人や一つの機関がすべての問題にとっての最もよい相談相手であるとは限りません。ですから，ある人なり機関なりに，どのような助けを求められたり相談ができたりするかを考えてみてください。また，あなたが助けを求めたり，相談しそうなことについて，どんな人なり場所なりが役に立つかと考えるのもよいでしょう。そして，助けを求めたり，相談したりすると，どんなふうになっていきそうかを考えて，どんなよいところがあるか，どんなことに留意するのがよいかを考えてみましょう。

　いうまでもありませんが，問題を乗り越えるために薬物を使おうと提案してくるような人は，適当でありません。

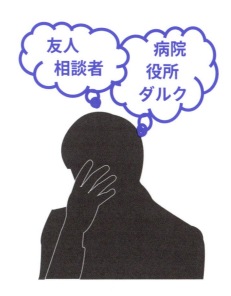

Q2 いざというときに相談できたり助けを求めたりできそうな人や場所を具体的に挙げてみましょう。また，その人や場所に助けを求める際の留意事項があれば，メモ欄に書きとめておきましょう。

誰？　どこ？	何の助けになる？	メモ

支えてくれる人を探す

14

4　助けを求める際の留意点

「助けを求められるのであれば，とっくに求めている」「人に助けを求められないから，困っているんだ」「そもそも人は他人のことなんて助けてくれない」「自分みたいな人を助けてくれる人なんかいない」などと思っている人もいるかもしれません。

しかし，助けの求め方を工夫してみると，助けてもらいやすくなることもあります。これまでの自分の助けの求め方を振り返って，以下のようにふるまっていたかをチェックしてみましょう。そして，今後，そうできるかどうか，検討してみましょう。

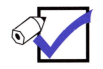

【上手な相談の仕方や助けの求め方】

☐ 何に困っていて，どうなりたいかをあらかじめメモしておく
☐ 一回の相談での相談事は一つに絞る
☐ 「30分で切り上げる」など，自分の中で相談時間を決めて，それを守る
☐ 結果や効果に関わらず，助けを求めた自分をほめる
☐ 結果や効果に関わらず，「相談に乗ってくれる相手がいた」という事実を認識する
☐ 思った結果や効果が得られなくても，繰り返し助けを求めたり，相談相手を変えたりして，粘り強く求め続ける

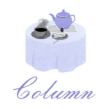

Column

「お返し」はいつ？

　「お返しもできないのに，一方的に助けてもらうことなんてできない」「助けてもらうばかりでは心苦しいから，助けを求めない」「今自分は弱っていて，人を助けてあげる力がないから，人から助けてもらう資格などない」などと思うかもしれません。

　なるほど，人に何かをしてもらったときに「そのお返しがしたい」と思うのは，ごく自然な人間らしい気持ちです。でも，お返しはすぐにしなければならないものでしょうか？　これまでを振り返ってみて，誰かに何かをしてあげたとして，すぐにその見返りをあなたは期待していましたか？

　お返しは，余裕のある状態になってからすればよいのです。助けた人にとっての何よりものご褒美は，それが実際に人の役に立ったということです。

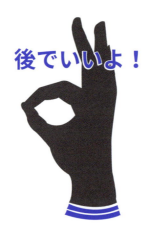

後でいいよ！

5 　思い浮かべることで勇気づけられるイメージ

　人からのはたらきかけは，あなたが困ったことを乗り越えるのに有効です。一つには，こうすればよいなどと解決するための具体的な情報が得られるからです。しかし，それ以外に，人と触れ合うことで，あなた自身の気持ちは，あたたかくなったり，ホッとしたり，安らかになったり，元気になったり，勇気づけられたりもします。つまり，心が癒されるのです。

　当然，実際に人に接する中で，このように心が癒されることもありますが，あるイメージを思い浮かべることで，ある程度，代用することもできます。いつでもどこでも心を癒してくれる相手と一緒にいられるわけではありません。ですから，イメージを積極的に思い浮かべて，自分の心を癒すのは有効な手段です。

　そのイメージとは，直接的な知り合いでなくても，実在しなくてもかまいません。イメージするだけで，あなたの気持ちがあたたかくなったり，ホッとしたり，安らかになったり，元気になったり，勇気づけられたりするならば，それは十分なイメージです。

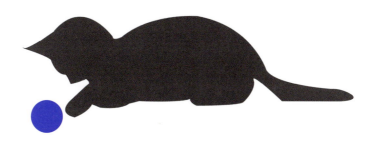

Q3 先に述べたように，イメージすることで，あなたの心に
よい反応を起こす人（人以外でもOK）は誰ですか？　目
を閉じて思い浮かべてみましょう。そして具体的に書い
てみましょう。

....

....

....

....

....

....

....

....

....

....

....

....

☞ 直接関わりをもつのが難しいような人（有名人など），アニメの
キャラクター，亡くなった人でもよいです。

6　支えてくれている人々

　あなたを取り巻くさまざまな支えをまとめてみましょう。ここまで探してきたあなたを支えてくれそうな人や場所，つまりQ1～3で挙げた人や場所などをQ4に書き込んでください。新たに思い浮かんだものを加えてもかまいません。

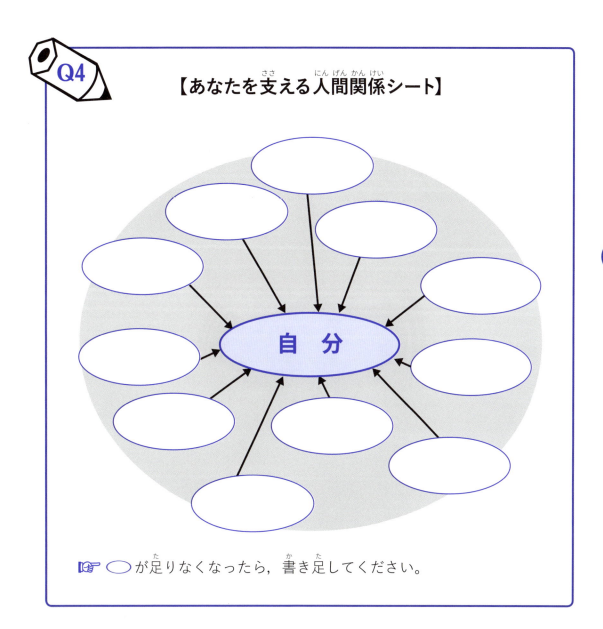

Q4 【あなたを支える人間関係シート】

☞ ◯が足りなくなったら，書き足してください。

支えてくれる人を探す

Q4に書き込んだものを眺めて，どのように感じますか？　日ごろ思っていた人間関係に比べて，多いですか？　少ないですか？
　いくつかの欄に何か記入できて，「結構いろいろな人に支えてもらっているんだ」と感じた人は，自分が周囲から助けや支えを受けていることを感じ続けられるよう，そのつながりを大事にするよう心掛けてください。もちろん，新しいつながりに気づいたら，どんどん書き加えていきましょう。そして心が辛くなったら，このシートを見返して，助けなり支えなりを求めてみましょう。
　一方，このシートを眺めてみて，支えや助けが十分でないと感じた場合，まずはそのような中で生き延びてきた自分をねぎらいましょう。そして，この回で扱った中で，どの部分ならば増やせそうか，どうすれば増やせそうか，といろいろ試してみましょう。今少ないからといって，落ち込んだり絶望したりする必要はありません。少しずつ増やしていけばよいのです。

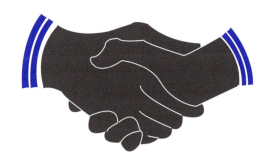

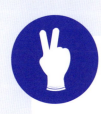

第14回のまとめ

☐ 「ちょっとあいさつできる人」から「いざというときに助けを求められる人や場所」まで，自分の支えになっていたり，なりうるものを幅広く考えました。

☐ 相談や助けの求め方のコツを学びました。

☐ 問題解決のための情報を提供してくれる人だけでなく，自分を勇気づけてくれる人も，自分を支えてくれていることを理解しました。

☐ あなたが思い浮かべるイメージが，あなたの心の支えとなりうると理解しました。

第15回
生きづらさと心の回復力

年　　月　　日

ここで
学ぶこと

▶「生きづらさ」や「心の回復力」が
どんなものかを学びます。

▶あなたの「生きづらさ」について少
し考えてみましょう。

▶あなたの「心の回復力」についても
考えてみましょう。

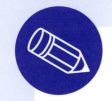

第15回を始める前に……

💡 どの程度心が傷ついたり辛いと感じたりしているときに、薬物を使いたいと思いましたか？ 具体的に書いてみましょう。

....
....
....
....
....

💡 自分はよくなるわけではなく、どんどん悪くなるばかりだから、薬物を使ってもかまわないと思ったことがありますか？ 具体的に書いてみましょう。

....
....
....
....
....

1 「生きづらさ」とは

　私たちは，この世に生まれてから死ぬまで「生きて」います。そして，私たち一人ひとりにとって，自分の人生をどのように生きることができるかは一大事業です。この社会で生きる中で，「気持ちよく生活していきたい」「健やかな心でいたい」と思うのは，誰にとっても当然です。

　しかし，私たちの体が，ときに風邪をひいたり，お腹をこわしたり，怪我をするのと同じく，心も，ときに傷ついたり，へこんだり，揺らいだりします。物質的には十分であるにも関わらず，心が満たされないと感じるときもあるでしょう。このような「傷ついて，満たされない心」を「生きづらさ」と呼ぶことにします。

　このような生きづらさを一時的に弱めようとして，薬物を使う人もいます。逆に，薬物を使ったことで，生きづらさが強くなってしまう人もいます。もしかすると，あなたの場合も，この生きづらさと薬物を使うこととが関係しているかもしれません。ですから，自分の生きづらさを少し検討していくことにしましょう。

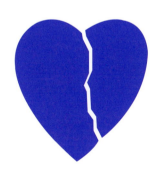

2 　あなたの「生きづらさ」を眺める

　上で説明したように，私たちは「死」を迎えるまで生きているのですが，その間，「自分」を生き続けていきます。つまり，人それぞれが，それぞれの生き方で生きていくわけです。

　さて，このように生きていく中で，「私は100％幸せだ」「自分には何の悩みも問題もない」「この世は天国だ」と言い切れる人は，どれぐらいいるでしょう。中にはそういう人もいるかもしれませんが，多くの人は，「完全に幸せとは言い切れない」「生きていれば何らかの悩みや問題はある」と思っているでしょう。

　先に触れたように，私たちの体と心は，ときに調子を崩す場合もあります。しかし，常に体の調子を崩しっぱなしだとしたら，生きるのはなかなか困難でしょう。それと同様に，心の調子が崩れやすくなっていたり，あるいは常に崩れていたりしたら，やはり大変に生きづらくなってしまいます。

　つまり，人間誰もが多かれ少なかれ，心のどこかが傷ついて満たされない気持ちでいる，つまり何らかの「生きづらさ」を抱えているのです。そして，その生きづらさが強ければ強いほど，またその歴史が長ければ長いほど，心の調子が崩れやすくなり，生きるのが困難になるだろうということです。

　ところで，この生きづらさとは，具体的にどのようでしょうか？　人にはそれぞれ個性がありますから，生きづらさの内容も人によります。自分と全く同じ人間がこの世に誰一人としていないように，生きづらさも人それぞれです。ですから大切なのは，自分の生きづらさを自分に問い，あなたならではの生きづらさに気づき，それを見つめることです。

　ただし，いきなり自分の生きづらさに直面することには，より一層傷つきを深める危険性があります。ですから，この回では，自分の生きづ

らさを遠くから眺め，「ああそうか，私はこういったことに生きづらさを感じているのかもしれない」と感じる程度にとどめます。また，考えていく中で辛くなりそうになったら，第13回で扱った安全な気持ちになれるイメージを思い起こすことで，心を落ち着かせるようにしてください。

次ページの問いは，自分の生きづらさにざっくりと気づき，遠くから眺めるためのものです。これらの問いについて思いをめぐらせ，自分にとってどんな生きづらさがあるのかを，ぼんやりと考えて書き出してみましょう。

「書くのは面倒」「答えは書かずに頭の中にしまっておく」などと思うかもしれませんが，書き出してみることをおすすめします。書き出したものを眺めると，そのことに対して距離を置いてとらえることができたり，新たな気づきが生まれたりします。

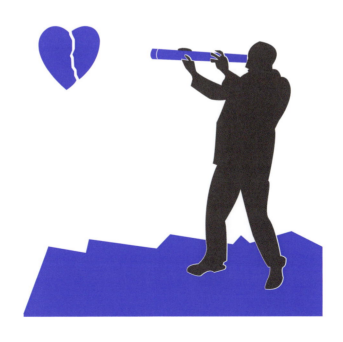

Q1 以下の問いについて，ぼんやりと思いをめぐらせ，思いつくもの（単語，断片的なフレーズなど）を書き出してみましょう。

➡ 普段どういうことに悩みやすい？

....
....

➡ どんなときに「生きていくのは大変，しんどい」と感じる？

....
....

➡ これまでどんなことで悩んだり苦しんだりした？

....
....

➡ これから先の人生について，どんなことが心配？

....
....

➡ 人生に求めるものは？　まだ得られていないものは？

....
....

Q1にあなたが何を書き出したかを眺めてみましょう。そこには，あなたの生きづらさの鍵や，ヒントになるものが書かれているかもしれません。

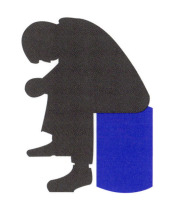

ある人のQ1の書き込みからは，親との関係，孤独，他者との関係のもち方が，その人の生きづらさと関係しているように読み取れ，また，違う人のQ1の書き込みからは，仕事，業績，健康にまつわることが，その人の生きづらさと関係しているように見受けられるなど，人それぞれ，生きづらさの中身は違います。自分の場合はどうかな，自分にはどんな生きづらさがあるかな，と自らに問いつつ，自分が書いたQ1を眺めてみてください。

そして，自分の生きづらさについてのキーワードが何か見つかった人は，それを大事にしてください。また，今の段階では，見つからなくても大丈夫です。さらに，そもそも「生きづらさ」ということ自体がピンとこない人もいるかもしれません。そういう人は，「どうやら『生きづらさ』というものが人にはあるらしい」，「もしかしたら自分にもあるかもしれない」，「あるとしたら何だろう」ということを，何となく考えるだけで十分です。これから，徐々に見つけていくことにしましょう。

3　心の回復力

ここまでは，「誰もが何らかの生きづらさを抱えている」ということで，私たちの心が抱える「生きづらさ」について見てきました。でも，誰もがもっているのは生きづらさだけではありません。もう一つあります。それは，自らの生きづらさを理解し，それを乗り越えていくための「心の回復力」です。つまり，私たちの心の中には「生きづらさ」があ

る一方，それを乗り越えるための「心の回復力」があるのです。生きていれば，いろんな大変なこと，辛いことがあり，それによって私たちの生きづらさが強まるのですが，それでも，私たちが何とか生きていけるのは，そして，いつしかまた，生きる喜びや楽しさを感じられるようになるのは，私たちの心に**あらかじめ回復力が備わっている**からです。生きのびよう，生きのびて幸せになろう，とする原動力のようなものが，私たちの心には備わっており，**生きづらさにやっつけられそうになっている私たちを，その力が救ってくれる**のです。

自分の中に元々ある心の回復力を発見し，それを強めていく考え方や方法を身に付けることで，心の回復力はもっと強まります。すでに回復力を強める考え方や方法を第13回，第14回でも学びましたが，これ以降（第16〜19回，第22回）もそれらを扱うことにします。

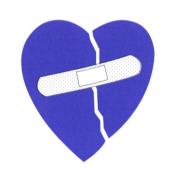

しかし，その前に，さしあたって「心の回復力」のイメージを自由に表現してみましょう。言葉，フレーズでもよいですし，絵や図で表現してみるのもよいでしょう。その回復力はどんな見た目（姿形）なのか，その力はどこからわいてくるのか，その力に何と名付けるかなどを考えると，イメージが広がるかもしれません。

「朝日がのぼるイメージ」と表現する人，「下っ腹あたりから出てくる力」ととらえている人，「ど根性」と名付けた人，あたり一面にたくさんの♡マークを描いて回復力を表現してくれた人など，人さまざまです。さあ，あなたのイメージはどうでしょう？

あなたの「心の回復力」のイメージを自由に表現してみましょう。

生きづらさと心の回復力

自分の中に，あるいは世界のどこかに，自分の「心の回復力」につながる何かがイメージできたでしょうか？　そして，それを表現してみてどんなことを感じましたか？

　「回復のイメージなんて，何一つ浮かばなかった」「回復力なんて自分にあるとは思えない」「回復とはほど遠い，別のイメージが浮かんできてしまった」という人もいるかもしれません。今はそれでもかまいません。そういう人は，「心の回復力」というものがあるらしいことを，頭の片隅に置いておくだけで十分です。そして，時折，探してみてください。

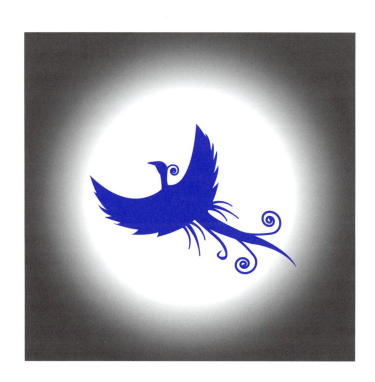

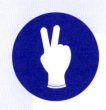

第15回のまとめ

☐ 誰しもが「生きづらさ」と、それを乗り越える「心の回復力」の両方をもっていると学びました。

☐ 頭の中で思っていることを、実際に書き出してみると、そのことに対して距離を置いて見られたり、新たに気づけたりすることを知りました。

☐ 自分の「生きづらさ」を遠くから眺め、自分の「心の回復力」のイメージを探ってみました。

第16回

ストレスを考える

年　月　日

ここで学ぶこと

▶ストレスとは何かを理解しましょう。

▶あなたのストレスがどんなものかを理解しましょう。

▶考え方や行動を変えることで，ストレスを弱められることを理解しましょう。

第16回を始める前に……

💡 いやなことを忘れようとして，薬物を使ったことがありますか？　それは，薬物を使う以外の方法に比べて，どうでしたか？　具体的に書いてみましょう。

....

....

....

....

💡 薬物の力を借りて，ある状況を乗り切ろうとしたことがありますか？　それは，薬物を使う以外の方法に比べて，どうでしたか？　具体的に書いてみましょう。

....

....

....

....

1 ストレスとは

ストレスとは，心や体に何らかの負担がかかった状態のことです。人間がストレスを感じるのは，悪い出来事だけにかぎりません。仕事が決まる，昇進する，結婚するといったよい出来事でも感じます。つまり，生きていれば，誰にでもストレスはあります。ストレスを感じるのは，生きている証拠ともいえます。しかし，ストレスがたまりすぎてしまうのは，心にも体にもよくありません。

薬物を使っている人の中には，ストレスがたまった辛い気持ちを，薬物の力を使ってまぎらわそうとする人がいます。また，自分の目標に近づこうとするストレス，あるいは，周りの人からの期待にこたえようとするストレスに対して，薬物の力を借りようとする人もいます。しかし，第2回，第6回などで学んだように，薬物は心と体に悪影響を及ぼします。ストレスで心や体に負担がかかることに加えて，薬物によってさらに負担が増える結果になります。

ところで，ストレスは，心や体に負担をかける刺激である「ストレス刺激」と，ストレス刺激にさらされたときの心や体の反応である「ストレス反応」に分けることができます。

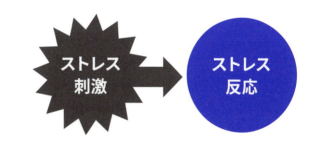

上で見たように，誰もがストレスに出会います。そこで大切なのは，自らのストレスを自覚・理解して，うまく付き合うことです。そうすることで，心や体の健康度も高まります。その第一歩として，あなたのストレスを考えることにしましょう。

2　あなたのストレス刺激とは？

　ストレス刺激には，さまざまなものがあります。家族と別れること，病気やケガ，職場や仕事内容が変わること，住まいが変わることなど，それまでの生活に大きな変化をもたらすような出来事は，ストレス刺激になります。刑務所生活から社会で生活するように変わることも，ストレス刺激の一例です。

　しかし，生活に急な変化をもたらすものだけがストレス刺激になるわけではありません。日々の生活の中でイライラするようなこともストレス刺激になります。部屋が暑すぎる，同居者と話が合わない，仕事がきつい，仕事がなかなかみつからない，恋愛がうまくいかない，などもストレス刺激になります。

　薬物を使おうと思い立ったときの状況を振り返ってみてください。もしかすると，それはあなたがストレス刺激に出会っていたときかもしれません。

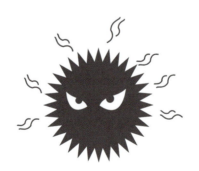

　次ページのチェックリストは，日々の生活でどの程度慢性的にストレスを感じているかを調べるものです。得点が高いほど，心や体に負担がかかっているということです。確かめてみましょう。

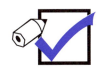

【日常生活でイライラすること】

次のそれぞれについて，どの程度イライラしますか。とても当てはまるならば◎，まあ当てはまるならば〇をつけてください。

☐ 自分の将来のこと　　　　　　　　　　☐ 家族や親族の将来のこと
☐ 自分の健康のこと（体力や眼，耳の衰え）☐ 家族の健康のこと
☐ 出費がかさむこと　　　　　　　　　　☐ 借金やローンがあること
☐ 家族に対する責任が重すぎること　　　☐ 収入が少ないこと
☐ 職場や取引先との人間関係　　　　　　☐ 近所関係
☐ 家族（同居以外を含む）との人間関係　☐ 親戚関係
☐ 毎日の家事（炊事，洗濯など），育児
☐ 今の仕事（勉強を含む）のこと
☐ 他人に妨害されたり，足を引っ張られたりすること
☐ 義理の付き合いをしなければならないこと
☐ 暇をもてあましがちであること
☐ どうしてもやりとげられなければならないことがひかえていること
☐ 孤独なこと　　　　　　　　　　　　　☐ 生きがいがもてないこと
☐ 異性関係　　　　　　　　　　　　　　☐ 友人関係
☐ いつ解雇されるかということ　　　　　☐ 退職後の生活のこと
☐ 自分の外見や容姿に自信がもてないこと☐ 生活していく上での差別
☐ 生活が不規則なこと　　　　　　　　　☐ 周りから期待されすぎること
☐ 陰口をたたかれたり，噂話をされること
☐ 過去のことでこだわりがあること

◎を2点，〇を1点として，合計点を出してください。
得点が高いほど，心や体に負担がかかっていること（4点以下は弱い，5～9点は中程度，10～18点はやや強い，19点以上はかなり強い）を意味します。

（出典：宗像他，1986）

ストレスを考える

16

3　ストレス反応とは？

次に，ストレス反応は，以下の４つに分けられます。

考え　　　　＝　頭に浮かぶ思いやイメージ
気分・感情　＝　心に浮かぶさまざまな気持ち
身体反応　　＝　体に表れるさまざまな生理現象
行動　　　　＝　外に表れるその人の動作やふるまい

ストレス反応

考え

気分
感情

行動

身体
反応

　例として，知人に文句を言われるというストレス刺激に出会った場合を考えてみましょう。「なんで自分ばかりがこうした言いがかりをつけられるのだろう」と考えると，気分や感情がイライラしたり落ち込んだりするかもしれません。手がふるえたり，汗ばんだりという身体反応が表れるかもしれません。そして，うさ晴らしに薬物使用という行動に出るかもしれません。

　考え，気分・感情，身体反応，行動の４つは，互いに影響を及ぼし合います。腹立たしい気分・感情になると，心臓がドキドキする身体反応が出たり，人や物に当たる行動に出たりするなどです。

　しかし，まずは，あなたのストレス反応について，考え，気分や感情，身体反応，行動の４つに分けて考えることにしましょう。

Q1 最近出会ったストレス刺激に対して，どのようなストレス反応が起きたかを考え，気分・感情，身体反応，行動の4つに分けて考えてみましょう。

➡ 出会ったストレス刺激

………………………………………………………………………………

➡ その際の考え

例
- 自分はもうおしまいだ
- 生きていくのって大変
- なんでいつも自分ばっかりこんな目にあうのか

具体的に：
………………………………………………………………………………

➡ その際の気分・感情

例
- がっかりする
- なげやりな気分
- はりつめた感じ
- イライラする
- 気になって仕方がない
- 悲しい

具体的に：
………………………………………………………………………………

➡ その際の身体反応

例
- 頭に血が上る
- めまいがする
- 心臓がドキドキする
- 息苦しい
- のどが渇く
- 肩がこる
- 体が震える
- 汗をかく

具体的に：
………………………………………………………………………………

➡ その際の行動

例
- けんかをする
- 相手をにらみつける
- 人や物に八つ当たりする
- 無視する
- ため息をつく
- 酒を飲む
- 薬物を使う

具体的に：
………………………………………………………………………………

ストレスを考える

16

4 ストレスを弱めるには？

どうすればストレスを弱められるでしょうか？ まず，出会ったストレス刺激をどのようにみなすかでストレスの程度は変わります。つづいて，そのストレス刺激にどのように対処できるかによっても，ストレスの程度は変わります。さらに，ストレス刺激によって生じたストレス反応をどのように扱うかによっても変わります。それでは，それらを順に見ていきましょう。

1 ストレス刺激のとらえ方を変える

出会ったストレス刺激をどのように判断したり評価したりするか，すなわち，**ストレス刺激をどのように考えるか**で，ストレス反応を弱めることができます。

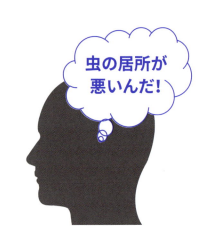

知人に文句を言われるというストレス刺激に出会ったという，先に挙げた例で説明していくことにします。そこでは，「なんで自分ばかりがこうした言いがかりをつけられるのだろう」と考えて，イライラしたり落ち込んだりといった気分や感情になったり，手がふるえたり汗ばんだりという身体反応が表れると説明しました。しかし，そのストレス刺激に出会った際，「なんで自分ばかりがこうした言いがかりをつけられるのだろう」と考えるかわりに，「今日はその知人の虫の居所が悪いんだな」と考えるならば，どうでしょう。もし，そのように考えられるならば，イライラしたり落ち込んだりといった気分や感情にはならないでしょうし，手がふるえたり汗ばんだりという身体反応も表れないでしょう。

つまり，その**ストレス刺激をどのようにとらえるかという考え**によっ

て，ストレス反応である気分・感情，身体反応，行動が変わりうるのです。どのように考えるとよいかについては，第17回で深めて考えることにしますが，この考えには，その人の価値観，物の見方，考え方が強く影響します。

2 ストレス刺激にうまく対処する

出会ったストレス刺激に対して，うまく対処できるかどうかによっても，ストレス反応は変わります。その刺激に対して，こうすればうまく対処できると考えたり，実際にうまく対処できたりすれば，それほどストレスとは感じないでしょう。

先の例でいうと，文句を言っている知人を，最終的には満足させられるという自信があれば，さほどストレス反応は強まらないでしょう。また，文句を言う知人と，今後は，接しないですむ見通しが立つならば，ストレス反応は弱まるでしょう。

ストレス刺激自体は，自分の外にあるものですが，そのストレス刺激に自らはたらきかけたり，そのストレス刺激との関係を調整したりすることで，ストレスを弱めることは可能です。これには，その人の対処のレパートリーの広さが影響します。詳しくは，第19回で学びましょう。

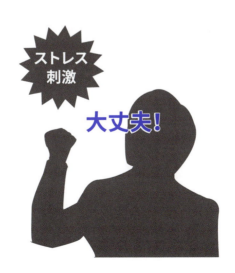

3 ストレス反応を弱める工夫をする

　ストレス刺激にさらされて，心や体にストレス反応が生じたとしても，**できるだけ早く元の心や体の状態に戻すことができれば，心や体への負担は少なくてすみます。** これもストレスを弱める方法です。

　心から安全・安心と感じられるイメージを思い浮かべたり，気持ちが落ち着くようなことをしてみたりすること（第13回を参照）で，心や体を元の状態に戻していくのも，その一方法です。また，自分を支えてくれる人（第14回を参照）に接することで，傷ついた気持ちを癒してもらったり，気分転換を図ったりするのもよいでしょう。

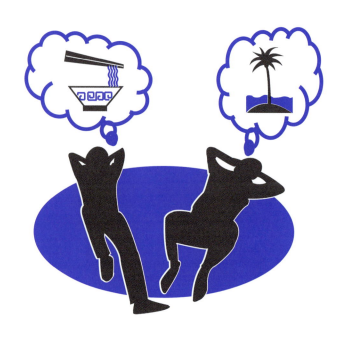

Q2 p.215のQ1で取り上げたストレス刺激に対して，どのような工夫をすると，ストレスを弱められるかを考えてみましょう。

→ そのストレス刺激をそれほど深刻でないととらえるには，どのように考えるのがよいでしょうか？

....
....
....

→ そのように考えた場合，どんな気分・感情になったり，身体反応が出たりするでしょうか？

....
....

→ そのストレス刺激にうまく対処するには，どうすればよいでしょうか？

....
....

→ ストレス反応を弱めるために，どのような工夫ができるでしょうか？

....
....

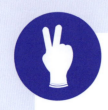

第16回のまとめ

☐ ストレスは，ストレス刺激と，それに対するストレス反応から成り立つと学びました。

☐ ストレス反応には，考え，気分・感情，身体反応，行動があると学びました。

☐ 考えや行動を変えることで，ストレスを弱められることを理解しました。

第17回

体験に気づくようにする

年　月　日

ここで学ぶこと

▶ 体験を気づくことの大切さを学びましょう。

▶ 気分・感情や身体反応を言葉にする練習をしましょう。

▶ どんな考えが浮かびやすいかを検討しましょう。

▶ ある行動がどんな経過で生じ，その結果どうなったかに意識を向けましょう。

第17回を始める前に……

💡 薬物を使って後悔したときのことを思い浮かべてください。どんな状況で薬物を使ってしまいましたか？　そのときに感じていた気分・感情はどうでしたか？　また，その際，体に何か反応はありましたか？　その場面でどんなことを考えていましたか？　薬物を使った後，どんなことが起きましたか？　できるだけ細かく書いてみましょう。

状況：
....

気分・感情：
....

身体反応：
....

考え：
....

薬物を使った後に起きたこと：
....

1 自分をしっかり観察する

今回は、自分に何が起きているのかを細かく観察していくことを扱います。前回は、ストレスについて取り上げましたが、このストレスと上手に付き合うにも、まずは、その状況の中で、自分がストレスを体験していると「気づく」ことから始まります。観察するのは、何もネガティブなものに限りません。ポジティブなものに気づけば、それだけ人生が豊かになるでしょう。

自分に目を向ける習慣がなかった人もいるでしょう。中には、自分の気持ちや体の反応に、できるだけ気づかないように心がけてきた人もいるでしょう。気づかないようにするために、薬物を使っていた人もいるでしょう。そうした人にとって、自分を観察するということは、これまでと逆のことをすることなので、すぐにできるようにならなくて当然です。自分の考えに気づけ

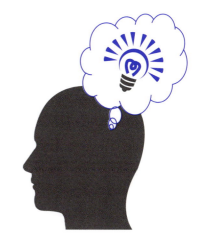

るようになるまで数カ月、自分の気分・感情に気づけるようになるまでさらに数カ月かかることもよくあることです。しかし、心配する必要はありません。自分をしっかり観察することは一種のスキルなので、練習を続ければ上達していきます。ですから、焦らず少しずつ、自分を観察する習慣をつけていきましょう。

気分・感情、身体反応、考え、行動を観察して気づくとはどういうことかを、それぞれ見ていくことにします。

2　気分・感情や身体反応を言葉にする

　気分・感情，つまり，心に浮かぶさまざまな気持ちに気づくには，どうしたらよいでしょう。自分の気分・感情にぴったりした言葉が見つかると，自分の気分・感情がよりはっきりしてきます。次ページのリストを使って，今の気分・感情を確認してみましょう。

　チェックしたものを見返してみて，今の気分・感情によりはっきりと気づくことができたのではないでしょうか？　日ごろからこのリストを使って，そのときどきの気分・感情に気づけるようにしていきましょう。

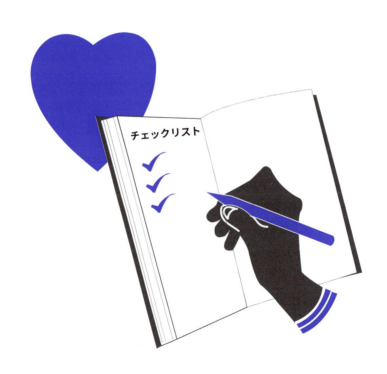

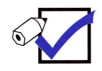

【気分・感情のリスト】

- □ うれしい
- □ 楽しい
- □ 喜び
- □ いい気分
- □ さわやか
- □ さっぱり
- □ いとおしい
- □ 恋しい
- □ 懐かしい
- □ 期待感
- □ 希望
- □ 万能感
- □ やる気
- □ 気合い
- □ はりきり
- □ 喜び
- □ ウキウキ
- □ ワクワク
- □ 面白い
- □ おかしい
- □ 愉快
- □ 幸せ
- □ 力がみなぎる感じ
- □ ラッキー
- □ ほっとする
- □ くつろぎ
- □ リラックス
- □ おだやか
- □ 落ち着き
- □ 平静
- □ 静か
- □ 平和
- □ 悲しい
- □ 落ち込み
- □ 憂うつ
- □ 泣きたい
- □ 不安
- □ 心配
- □ 気がかり
- □ 気になって仕方ない
- □ 嫌な感じ
- □ 嫌な予感
- □ 苦しい
- □ 苦痛
- □ 辛い
- □ さみしい
- □ 孤独
- □ 受け身
- □ 怖い
- □ 恐怖
- □ ヒヤッとする
- □ びっくり
- □ ハッとする
- □ パニック
- □ おろおろ
- □ 緊張
- □ 不快
- □ 不愉快
- □ うざったい
- □ 面倒くさい
- □ むかつく
- □ イライラ
- □ 腹立たしい
- □ 怒り
- □ 激怒
- □ 不幸
- □ 不信感
- □ けげん
- □ ショック
- □ 傷ついた
- □ なげやり
- □ あきらめ
- □ 無力感
- □ 無気力
- □ 疲れた
- □ がっかり
- □ がっくり
- □ 絶望感
- □ 脱力感
- □ やるせない
- □ いたたまれない
- □ 恥ずかしい
- □ 残念
- □ 惜しい
- □ 危機感
- □ 無理
- □ 必死
- □ 焦り
- □ 落ち着かない
- □ 不可解
- □ 不思議
- □ 気持ち悪い
- □ ＿＿＿＿
- □ ＿＿＿＿
- □ ＿＿＿＿
- □ ＿＿＿＿
- □ ＿＿＿＿
- □ ＿＿＿＿
- □ ＿＿＿＿

次に，**身体反応**，つまり**体に表れるさまざまな生理的な現象に気づく**ことも大切です。体の反応には，運動をして体がほぐれた感じ，よく眠れてスッキリした感じ，物事がうまく進んで力がわいてくる感じなど，ポジティブなものもあります。ただし，体のはたらきがいつもどおりだったりうまくいっていたりすると，なかなか感じにくいのも事実です。少なくとも，**ネガティブな体の感覚には気づける**ようにしていきましょう。次ページのリストをヒントにして，今の身体反応を確認してみましょう。今は特に何も（気づか）ないというのであれば，ストレスと感じたときのことを思い浮かべて，どのような体の反応があったかを振り返ってみましょう。

　チェックしたものを見返してみると，今（あるいはストレスを感じたとき）の身体反応に，よりはっきりと気づくことができたのではないでしょうか？

　日ごろからこのリストを使って，ある気分・感情になったときごとに身体反応を確認することで，身体反応への気づきをうながしていきましょう。

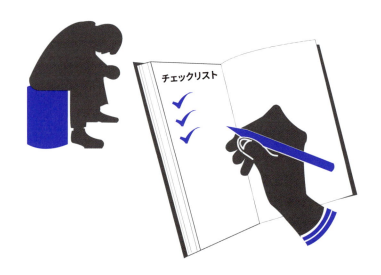

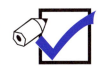

【身体反応のリスト】

今、体にどんな反応が出ていますか。ストレスを感じたときの体の反応を答えてもらってもかまいません。

【頭や顔】
☐ 痛い　☐ 重い　☐ ガンガンする
☐ しめつけられる　☐ ボーッとする　☐ ハッキリした感じ
☐ クラクラする　☐ かゆい　☐ ふらつく　☐ 血が上る
☐ 血の気が引く　☐ 赤くなる　☐ めまい　☐ 涙が出る
☐ 口の中が苦い　☐ 口が渇く　☐ 歯痛　☐ つばが出る
☐ せき　☐ くしゃみ　☐ 声の震え
☐ のどがつまる感じ　☐ あくび　☐ 舌がもつれる感じ　☐ 耳鳴り

【首や背中、脇、腰】
☐ 痛い　☐ こる　☐ ゾクゾクする
☐ ゾワゾワする　☐ かゆい　☐ 汗をかく

【呼吸や心臓】
☐ 動悸　☐ ドキドキする　☐ 息苦しい
☐ 息が吸えない　☐ 呼吸が浅くなる　☐ 息が止まる
☐ 呼吸が速くなる

【腹のあたり】
☐ 腹痛　☐ 胃痛　☐ 胃が重い
☐ お腹が鳴る　☐ ガスが溜まる　☐ おならが出る　☐ 尿意
☐ 便意　☐ 下痢　☐ 吐き気・嘔吐　☐ 便秘

【手や足】
☐ 震える　☐ 汗をかく　☐ 冷たくなる
☐ かゆい　☐ 足元がふらつく

【全身】
☐ ふわふわする　☐ 緊張する　☐ ソワソワする
☐ ふらつく　☐ 硬くなる　☐ 力が入らない　☐ だるい
☐ 疲労感　☐ リラックスした感じ
☐ スッキリした感じ　☐ 柔らかな感じ　☐ 眠れない
☐ 眠くてしかたない　☐ 発熱　☐ 血圧が上がる　☐ 失神
☐ 冷や汗　☐ じんましん

【その他】
☐ _____　☐ _____　☐ _____

体験に気づくようにする

17

3　ひとりでに浮かぶ考えをとらえる

つづいて，考え，つまり頭に浮かぶ考えやイメージに気づくにはどうしたらよいでしょうか？　考えには，「いつも頭の中にある考え方」もあります（第20回で扱います）が，ここでは，「そのとき，その場で自動的に浮かぶ考え」を扱うことにします。

ある出来事や状況をどのように考えるか，つまり解釈したり意味づけしたりするかによって，気分・感情，身体反応，行動は変わります。ストレスを弱めるのに，ストレス刺激のとらえ方，つまり考えを変えるのが一方法であると学んだ（第16回参照）とおりです。そして，その考えを検討するには，まず，どんな考えが頭に浮かんでいるかに気づく必要があります。それに気づくには，次のように自分に問いかけることが役立つでしょう。

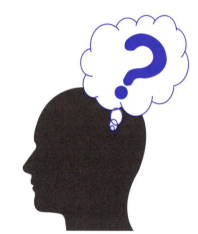

【ある出来事や状況への考えを明らかにする問いかけ】

- どんな考えが頭によぎった？
- どんなセリフがふと浮かんだ？
- どんなイメージがぱっと思いついた？

同じ出来事や状況に対しても，思いつく考えはさまざまです。次ページに例を示しています。もし，あなたがその場に置かれたとして，どのような考えが浮かぶかを自分に問いかけてみましょう。

ある出来事や状況とひとりでに浮かぶ考えの例

出来事や状況	浮かぶ考え	
電車で足を踏まれた	なんで自分が踏まれなければいけないのか この足の痛みも薬物を使えば消し去れる あれあれ，よろけちゃったのかな	○
寝過ごしてしまった	こんなことを繰り返す自分はダメ人間だ 今さら職場に行っても怒られるだけだから，薬物でも使って今日は過ごしちゃおう 明日からは目覚まし時計を2つかけてみよう	○
明日が仕事の締切	期待どおりに仕事ができないと首になってしまう 頑張って仕事をするために薬物の力を借りよう 実力を認めてもらうチャンスだな	○

　上では，出来事や状況のとらえ方がいろいろあることが示されていますが，適当であったりストレスになりにくかったりするとらえ方もあれば，反対のものもあります。上の例のうち，○がついたものは，さほどストレスを引き起こさないとらえ方です。

　あなたの考え方が，たとえ適当でなかったり，ストレスを引き起こしやすいものだとしても，その考えに気づくことが大切です。**その考えに気づけば，次のステップ，つまり浮かんだ考えがその場にふさわしいか，ストレスにならないものかを判断する**段階に進むことができ，その判断の結果，**その考え以外の考えに変えるという対策を取ることが可能になる**からです。

体験に気づくようにする

17

4 ひとりでに浮かぶ考えの検討

ふと浮かんだ考えが，必ずしも適当であるとは限りません。その考えを検討するのに，以下の項目を一つずつ考えていくとよいでしょう。これらを考えていくと，一つの出来事や状況に対しても，いろいろな面からとらえられることに気づくでしょう。

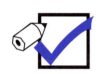
【適当な考えかどうかの検討項目】

- ☐ その考えが正しいという事実や理由（根拠）は？
- ☐ その考えが正しいとは限らない事実や理由（根拠）は？
- ☐ その考えをもつとよいことは？
- ☐ その考えをもつと悪いことは？
- ☐ 最悪の場合，どんな事態になる？
- ☐ 最良の場合，どんな事態になる？
- ☐ 現実には，どんなことになりそう？
- ☐ 以前，似たような体験をしたとき，どんな対処をした？
- ☐ ほかの人ならば，この状況でどんなことができそう？
- ☐ この状況で，自分はどんなことができそう？

ふと思い浮かんだ考えについて，上の項目を一つずつ検討していく習慣をつけましょう。

また，ストレス反応を引き起こしやすい考え方には，次の①～⑤があるようです。それぞれの例を含めて，見ていきましょう。

①白か黒，0か100と物事をきっぱり分けてしまう考え

状況1	計画通りに物事が進まなかった	考え	今日は一日全く何もできなかった
解説	計画したとおりに100%いかなかったからといって，全くできない，つまり0%であったとは限りません。計画の一部は進んだ可能性があります。		

状況2	人から注意された	考え	その人にはもう決して信頼されない
解説	注意されたからといって，一巻の終わりとは限りません。たしかにその人の期待に完璧に応じられたわけではないですが，注意には，次には失敗しないようにという期待がこめられていることもよくあります。		

②ちょっとしたことから，最悪の結果を予想する考え

状況	仕事を断られた	考え	一生，無職のままだろう
解説	その仕事は断られたかもしれませんが，新たな仕事を探せばよいのです。見つかるまで探せばよいのであって，もっとよい仕事が見つかるかもしれません。		

③「〜すべき／〜すべきでない」と厳しく批判する考え

状況1	相談相手が親身になって，自分に助言してくれなかった	考え	相談相手は自分に解決策を提示すべきである
解説	他者にあなたの価値観を押しつけたところで，相手が変わるとは限りません。むしろ，そのような態度だとあなたから離れていくリスクもあります。		

体験に気づくようにする

状況2	仕事が山積みである	考え	人に頼るべきではなく，とにかく自分でやり遂げなければならない
解説	自分の仕事は，自分でできるにこしたことはありません。しかし，どうしてもできないときに「〜すべき」ととらえると，身動きがとれなくなります。「〜するにこしたことはない」「〜する方がよい」程度に柔軟にとらえると楽になります。		

④物事を何かと自分に関連づけてとらえる考え

状況	友人の機嫌が悪い	考え	自分が怒らせるようなことをしたに違いない
解説	ほかの理由で機嫌が悪い可能性が十分あるのに，それを検討しないままに自分のせいと決めつける必要はありません。		

⑤人の心の中を勝手に推測してしまう考え

状況	知り合いがあいさつしないで通り過ぎた	考え	自分と知り合いなのが嫌なのであいさつをしない
解説	単にあなたに気づかなかった可能性もあります。当事者の気持ちは，当事者でないと分かるものではなく，あなたが決めつけることはできません。		

自分が，以上のような考え方をしがちかどうかを考えてみましょう。

5　行動とその結果を把握する

　最後は「行動」です。自分の行動を観察することとは，「そのとき，そこで，自分が何をしたか」に気づくことです。そして，その結果，どうなったかということに意識を向けることです。行動とは実際に生じたふるまいですから，心や体の状態に比べてとらえやすいものです。

　ある状況である行動をすると，その状況には何らかの変化が起きます。したがって，どのような状況で，どのような行動が起きて，その結果どのようになったかを，矢印を使って表してみるとよいでしょう。

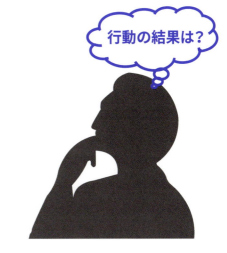

| 例 | やる気が出ない状況 ➡ 気持ちを盛り上げるために薬物を使った ➡ しらふになったら，もっと脱力状態になった |

　ポイントは，その行動の結果にきちんと気づくことです。

　なお，「こんな行動を取ったけれども，振り返ってみて，どうしてそのような行動をとったのか，自分でもさっぱりわからない」という人がいるかもしれません。その場合は，ゆっくり落ち着いてその状況を振り返ってみてください。また，その状況で一緒にいた人からの話がヒントになって，そのときの自分のことを思い出せるかもしれません。しかし，それでもダメな場合には，思い起こせる行動から取り組んでください。そして，思い起こせない行動が多いようならば，心の専門家に相談してみましょう。その際，一人で心細ければ，信頼のおける誰かに心の専門家に相談したいことを打ち明けて，一緒に相談に行くのもよいでしょう。

6 日々の生活を記録して気づく

　そのときごとに，自分が今，ここで，何をどのように解釈し，どのようにふるまい，その結果，どうなっているかに気づくようになるためには，どうしたらよいでしょう。次ページのような表を使って，毎日1，2個，記憶に残っている状況や出来事を取り上げて，記録する訓練をおすすめします。

　「思い浮かんだ考え」には，その出来事なり状況なりに対して，まず思い浮かんだ考えを書きましょう。そして，何か行動する前に，その考えを変えたならば，それを「思い直した考え」のところに書きましょう。そして，実際にとった行動やその行動の結果をそれぞれの欄に書きましょう。さらに，記録している時点で，もっと違った考えがあったと気づくならば，「ほかの考え」のところにそれを書いてみましょう。その際，pp.231〜232の①〜⑤を参考にするのもよいでしょう。

　次ページはその例です。

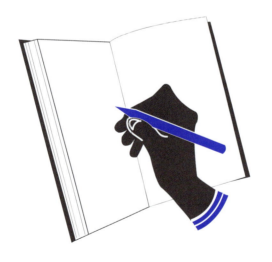

（例）

日付	6／9	出来事	薬物の売人を見かけた
思い浮かんだ考え	売人に声をかければ，薬物が手に入るぞ		
思い直した考え	なし		
行動	売人に声をかけて，薬物を買った		
行動の結果	買った薬物を使い，「あ〜，またやっちゃった」と落ち込んだ		
ほかの考え	その人に気づかれないように，早くその場を離れよう		

　記録しようとすると，何気なく思い浮かんだことに，注意を払うことができるようになります。そして，記録したものを見返す中で，自分によく出てくる考えに気づいたり，もっとよい考えが出てきたりします。取り上げる内容は，失敗したことやストレスになることに限らず，ポジティブな体験，日常の何気ない体験でもかまいません。

　第16回のQ1で扱ったように，ある出来事や状況に出会うと，考えや行動だけでなく，気分・感情，身体反応も生じます。その気分・感情や身体反応は，考えや行動を変えることで変わっていきますので，考えと行動にスポットを当てた次ページのシートを使って，自分の体験を書き出す練習を積み上げていきましょう。自分の体験を手に取って眺められるようになります。

　このシートではなく，パソコンなどに書き出すのでもよいです。毎日少しずつでも書き出していくと，体験に気づくことが上達していきます。

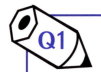

Q1 毎日の体験を記録してみましょう。

日付		出来事	
思い浮かんだ考え			
思い直した考え			
行動			
行動の結果			
ほかの考え			

日付		出来事	
思い浮かんだ考え			
思い直した考え			
行動			
行動の結果			
ほかの考え			

日付		出来事	
思い浮かんだ考え			
思い直した考え			
行動			
行動の結果			
ほかの考え			

体験に気づくようにする

17

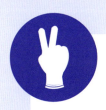

第17回のまとめ

- ☐ 自分の体験をていねいに観察する，すなわち，細かく気づくことの大切さを理解し，繰り返し練習すると，それができるようになると学びました。

- ☐ 言葉で体験を表現する訓練を試みました。

- ☐ ひとりでに思い浮かぶ考えに気づかないと，その考えを検討できないことを確認しました。また，検討の方法も学びました。

- ☐ 行動への気づきとは，どんな経過でその行動が生じたかや，その結果どうなったかにまで意識を向けるのがよいと分かりました。

- ☐ 考えや行動に気づく訓練として，体験を書き出すのがよいと学びました。

第18回

体験をそのまま受け止め，去っていくのを見守る

年　月　日

ここで学ぶこと

- ▶自分の体験は，そのまま受け止め，興味をもって味わい，去っていくのを見守ることが大切であると学びましょう。
- ▶そうできるようにしていくためのワークをしましょう。
- ▶ストレス体験についても，この態度で接することが適当であることを理解しましょう。

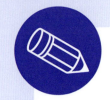

第18回を始める前に……

💡 あることが気になってしまい，何も手がつかないことがありますか？ そのようなとき，どう対処していますか？

....
....
....
....
....

💡 ある気持ちに圧倒されて，冷静になれなくなることがありますか？ そのような場合，どう対処していますか？

....
....
....
....
....

1　体験をそのままに受け止めるとは

前回は，自分を取り巻く状況やそれへの自分の反応，つまり自分の体験にそのときどきで気づくことを扱いましたが，今回は，その気づいたことを，評価したり否定したりせずに，そのまま受け止め，興味をもって味わい，去っていくのを見守ることを扱います。

これからその方法を練習していきますが，この態度の重要な基本原則は次のものです。

【体験をそのまま受け止め，去っていくのを見守る基本】

• 自分の体験に巻き込まれずに，それを見ることができる「もう一人の自分」を作る。

•「もう一人の自分」は，自分の体験を，興味をもって，優しいまなざしで観察する。つきはなしたり，責めたりといった目つきでは見ない。

•「もう一人の自分」は，観察した自分の体験について，一切否定したり，評価したりしない。ポジティブな体験もネガティブな体験も，「そのまま」受け止めて，受け入れる。

• 自分の体験を否定したい気持ちやコントロールしたい気持ちが出てきても，ただその気持ちを受け止め，受け入れる。

• あらゆる体験に対して，一切コントロールしようとせず，興味や関心をもって，そのまま受け止め，味わう。どんな体験もそのうち自然に消えていくので，消えるのにまかせる。

この態度が身に付くと，嫌だ，大変だ，と思っていたことに対しても，それに巻き込まれなくなります。さらに，日々の生活が，さまざまな気づきでいっぱいになります。次ページから示す気に入ったワークを見つけて，毎日使ってみてください。

2　身体反応や行動に対するワーク

　さまざまな体の感覚や行動に注意を向けるワークを紹介します。体の感覚や行動に伴って，ある考えや気分・感情が出てきた場合は，それらにも注意を向けて，そのまま受け止めてください。

1　体に注意を向けたワーク

例1　呼吸のワーク

　体から出ていく息，入ってくる息をありのままに感じていきます。呼吸が浅かったり速かったりしても，意図的に深呼吸をして落ち着かせようとする必要はありません。

> ●コツ──「あ，鼻の穴から息が出ていった」「出ていった息は下の方に広がって消えた」「鼻から息が入ってきた」「入ってきた息が自分の体の中に消えていった」「口から息が出てきた」「体からいっぱい出ていく感じがするな」「鼻の穴の中がさわやかだ」「あっ，お腹のあたりがふわっと膨らんだ。鼻から入った息が，お腹に入ったのかな」「あっ，吐いているうちに，ふくらんだお腹がしぼんでいった」などと，細かく気づいていきましょう。

体験をそのまま受け止め、去っていくのを見守る

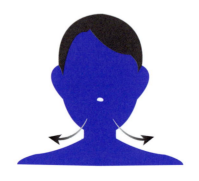

例2 ボディスキャン

頭のてっぺんから足のつま先まで、体のそれぞれの箇所に注意を向け、それぞれの箇所の感覚を感じていきます。横になってやっても、座った状態、立った状態でやってもかまいません。頭から始めても、足から始めてもかまいません。

●コツ──「今日は頭から始めてみようかな」「頭のてっぺんはどんな感じだろう？」「それより下は？」と頭、首、胸、お腹、腕、太もも、膝、ふくらはぎ、足首、つま先などとまんべんなく行いましょう。「頭が重い」「眼が疲れている」「喉が痛い」「肩が凝っている」「腰が痛い」「足がかゆい」などの感じもそのまま受け止め、味わいます。

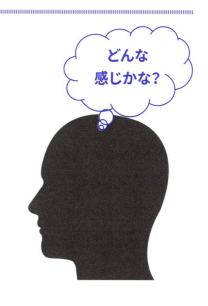

どんな感じかな？

2 動作に注意を向けたワーク

例 歩くワーク

「歩く」行動を通じて、足をはじめ体のさまざまな箇所に注意を向けて、さまざまな感覚に気づき、それらの感覚をそのまま受け止め、味わうワークです。

●コツ──「地面に接している足の裏はちょっと冷たい感じかな」「右足のかかとが浮いた！」「右足のつま先はまだ床についている！」「右足の親指が曲がった！」「そしたら体重が左

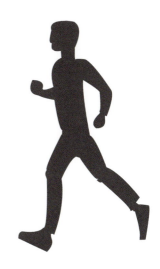

体験をそのまま受け止め、去っていくのを見守る

18

の足に移った！」「左足の太ももが緊張している」などと，それぞれの動作を限りなく細かく分けて，それを感じていきます。ゆっくり歩いてみたほうが，よりさまざまな感覚に気づきやすいです。「歩く」とは普段何気なくやっている動作ですが，実にさまざまな身体感覚に満ちていることがよく分かります。

3 嗅覚や味覚に注意を向けたワーク
例1 香りのワーク

何か（自分の好きな）香りがするものを用意して，その香りをそのまま感じ，味わうワークです。

●コツ──香りに鼻を近づけ，吸い込み，そのままに感じ，自分の中に出てきたさまざまな反応に気づいて，受け止めます。「ああ，いい匂い！」「これって〜を思い出す」「全身の力が抜けてきた。リラックスするなあ」といった感じです。香りは理屈抜きで体に入ってくるので体が反応しやすく，ちょっと意識すればさまざまな体の反応に気づけます。もちろん，このワークに違法薬物を用いてはいけませんし，体を害するという意味で，酒やタバコも望ましくありません。好物，植物などの香りを使ってやってください。

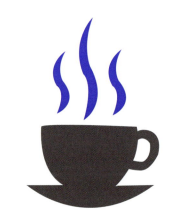

例2 レーズンエクササイズ

　レーズンを1粒用意し，その1粒を食べるという行動を，レーズンを手に取って，眺め，匂いをかぎ，てのひらの上で転がし，指でつまみ，口の中に放り込み，舌先で触れ，口の中で転がし，歯で噛み，飲み込むというふうに，少しずつ行いながら，そのときの身体感覚を一つ一つありのまま感じていきます。

●**コツ**――「ゴツゴツして岩みたい」「いっぱい皺がある」「あんまり匂いはないな」「意外と弾力があるな」「プニプニしてる」「あ，なんか口の中に唾が出てきた」「こんなに甘酸っぱいんだっけ？」などと，レーズン

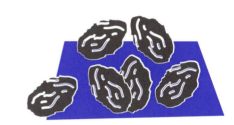

をじっくりと味わい，そこで起きた五感をていねいに感じてみましょう。なお，レーズンに限らず，どんな食べ物や飲み物でやってもかまいません。また，その食べ物や飲み物をイメージしてやってみるのでもよいです。

体験をそのまま受け止め、去っていくのを見守る

18

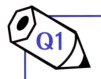

Q1 ここで紹介したワークを，日常生活において使っていけるかを考えてみましょう。

→ 自分の生活の中で取り入れていけそうなものはどれですか？
- ☐ 呼吸のワーク
- ☐ ボディスキャン
- ☐ 歩くワーク
- ☐ 香りのワーク
- ☐ レーズンエクササイズ
- ☐ その他（上のワークの変形）：＿＿＿＿＿＿＿＿＿＿＿＿＿＿

→ いつ，どんなときにそのワークをしようと思いますか？

3 考えや気分・感情に対するワーク

つづいて，ふと思い浮かぶ考えや気分・感情に焦点を当てたワークを，みていくことにします。

1 考えや気分・感情をはっきりさせる

例1 「と思った」ワーク

浮かんできた考えの一つ一つに，「と思った」と付け足すことをひたすら繰り返します。

●コツ——「なんで私ばかりいつもこんな目にあうのか」との思いが浮かんだとして，それに「と思った」を付け加える，「生きていくのって大変」との考えに「と思った」を加える，「自分はもうおしまいだ」に「と思った」の言葉を足すといった感じです。一つの考えにとりつかれて，頭の中にその考えがグルグルと回っているままだと，嫌な気分が次々と引き起こされてしまいます。思い浮かんだことに「と思った」を付け加えることで，自分にそのような考えが浮かんだのだと気づき，グルグル思考から離れて，その考えやそれに伴う気分・感情を眺められるようになります。

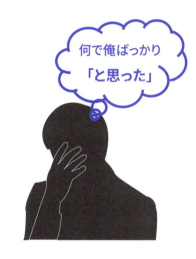

例2 気分・感情の実況中継

自分の気分・感情に注意を向け、それを言葉で表現して、その強さを％（パーセント）で表すことを、実況中継風に続けていきます。

●コツ──「ああ、今、悲しくなってきた。悲しみの強さは40％。いや、だんだん悲しみが強くなってきた。60％くらいに……。ああ、落ち込んだ気持ちも加わってきた。落ち込みの度合いは50％」といった具合です。ネガティブな気分・感情であっても、それから逃げず、あるがままに感じ続けます。どんなに強烈な気分・感情であっても、そのうちに必ず弱まっていくので、その「弱まり」も感じ続けるようにしてください。

例3 シャボン玉のワーク

ストローをフーッと吹いて、シャボン玉を作っているところをイメージします。できたシャボン玉をあなたの気分・感情そのものと見立てて、シャボン玉となった自分自身の気分や感情をそのまま眺め、味わいます。

●コツ──ある気持ち、たとえば、ものすごく不安で心細いときに、イメージ上で、自分の気持ちをこめたシャボン玉を吹いて作ってみることとして、できたシャボン玉を眺めながら「ああ、今、私は不

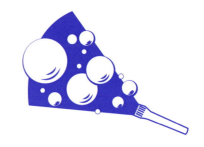

安で心細いんだよね」と感じ、次第にシャボン玉が消えていくのを眺めながら「私の不安や心細い気持ちも消えていくかな……いや、まだ不安だし心細いな」と受け止め、「ならばもう一回シャボン玉を吹いてみよう」と繰り返していきます。気分・感情をシャボン玉の形でしっかり感じ、味わい、その一つ一つのシャボン玉がやがて消えていくのを見届け、その気分・感情も手放す、ということを目的としています。

2 考えや気分・感情をイメージ操作する
例1 葉っぱのエクササイズ

わりと川幅があって，流れもゆったりしている川があり，その川の流れに乗って，葉っぱが一枚，またしばらくして別の葉っぱが一枚と流れていくのを，眺めている自分をイメージします。そのイメージを保ちながら，注意を少しだけ自分に向けて，浮かんでくる考え一つ一つを，流れていく葉っぱ一枚ずつに乗せていきます。

●コツ──「小さいころよく遊んだ小川をイメージしよう。うん，葉っぱが一枚，また一枚と流れていくのもイメージできた」「今，どんな考えが浮かぶかって？……あ，出てきた，『あのころは楽しかったな』……これを葉っぱに乗っける……あ，乗っかった……『それに比べて，今の自分ときたら』……これも葉っぱに乗っけるね……」といった具合です。

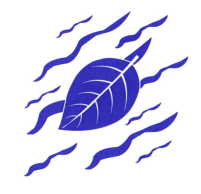

あなた自身を葉っぱに乗っけるのではなく，頭によぎった考えを一つ一つ葉っぱに乗せていきましょう。また，葉っぱをあなたが流す必要はありません。ただ流れ来る葉っぱに乗せるだけで，あとは川の流れにまかせましょう。川に流れる葉っぱのイメージのかわりに，空を流れる雲のイメージや，駅を通過する貨物列車のイメージでやってみてもよいでしょう。考えだけでなく，気分・感情を乗せてみるのもよいでしょう。

体験をそのまま受け止め、去っていくのを見守る

例2 壺に入れるワーク

　イメージ，あるいは本物のお気に入りの壺を用意して，あふれ出しそうな感情やさまざまな思いをその壺に入れて，壺に受け取ってもらうことにします。

●コツ——「あんなことを言ったから，あの人から嫌われてしまった。でも，そもそもあの人が私にひどいことをしたから……とにかく，悔しいし，悲しいし，寂しいし……ああ，頭がぐちゃぐちゃになりそう」といったとき，「こういう場合，その思いを壺に入れるんだっけ」と準備しておいた壺の中に，自分の思いや感情を流し込んでいくイメージを思い浮かべ，「なんかすべて壺に入った気がする」「ああ，いっぱいいっぱいなんだな，私」などと，感じていきます。

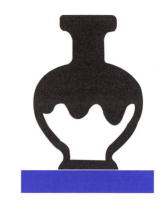

　必要なときにすぐに取り出せるように，イメージの壺ならば，心の片すみに，本物の壺ならば，身近なところに置いておきます。ある考えや気分・感情が強まったとき，それを消そう，なくそう，抑えようとするのではなく，壺に預かってもらうワークです。壺に流し込んだ思いや感情は，壺にそのまま入っているので，落ち着いたところでのぞきにいって，その思いや感情を壺から取り出すこともできます。

Q2 ここで紹介したどのワークを、日常生活において使っていけるかを考えてみましょう。

→ 日常生活の中で取り入れていけそうなものはどれですか。

☐「と思った」ワーク　　　☐ 気分・感情の実況中継
☐ シャボン玉のワーク　　　☐ 葉っぱのエクササイズ
☐ 壺に入れるワーク

→ 薬物を使いたくなる状況で生じる考えや気持ちに対して、使えそうなものはどれですか。

☐「と思った」ワーク　　　☐ 気分・感情の実況中継
☐ シャボン玉のワーク　　　☐ 葉っぱのエクササイズ
☐ 壺に入れるワーク

4　ストレス体験のとらえ方

　この回では、自分の体験の中で気づいたことを、評価したり否定したりせずに、そのまま受け止め、眺めて、味わい、その体験が去っていくのを見守る、さまざまな方法を紹介してきました。このような体験への接し方は、何も、自分にとってよい体験に限って行うものではなく、すべての体験に対して実践されるべきものです。そもそも、**よい体験、悪い体験ととらえるのは、その体験を評価してしまっていること**であって、今回学んできた態度と違います。

　家族が、「これからどうするつもりか」、と自分に尋ねてきたとして、

それがストレス刺激であると気づき,「いちいちうるさい」「放っておいてくれ」「薬物を使って気をまぎらわせたい」との考えが現れたとします。そのときに,考えを一枚一枚の葉っぱに乗せていく,「イライラする」「不安」といった気持ちについて,シャボン玉を吹いて,そのシャボン玉に見立てて眺めてみる,緊張した感じで息が浅く荒くなっているのを呼吸のワークを使って気づいてみる,家族に尋ねられて,「自分がその家族をにらみ返した」「その後,その家族に背を向けた」などとそのときどきの行動をただ実況中継してみる,といった具合です。途中,圧倒されそうな気持ちに駆り立てられたならば,ひとまず壺に入れてしまうのも一つの方法でしょう。ストレス体験に注意を向け,受け止め,味わっているうちに,いずれその体験は必ず終わっていくので,それを見届けることにしましょう。

　ストレス体験についても,ほかの体験と同じように受け入れ,味わい,去っていくのを見守ることができれば,それほど怖くはなくなるはずです。

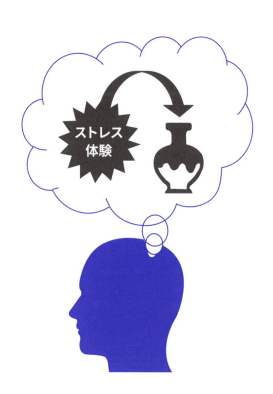

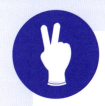

第18回のまとめ

☐ 自分を取り巻く環境やそれへの自分の反応に，そのときごとに注意を向け，受け止め，味わい，去っていくのを見守る構えで接していると，日々の生活で気づきが多くなり，一つのことに巻き込まれなくなると知りました。

☐ そのような構えで身体反応，行動，考え，気分・感情に接する方法を検討しました。

☐ ストレス体験についても，そのような構えで向き合うことが適当であると学びました。

第19回
対処方法を身に付ける

年　月　日

ここで学ぶこと

▶考えや行動を工夫することで、ストレスとうまく付き合えることを学びます。

▶望ましい対処方法とは何かを考えます。

▶たくさんの対処方法があるとよいことを理解します。

▶実際に対処方法を使って、その効果を検証することが大切であることを学びます。

第19回を始める前に……

💡 その場しのぎにせよ，困った状況をどうにかしようとして，薬物を使ったことがありますか？ それはどんな状況で，どう思って薬物を使うことになりましたか？

....
....
....
....

💡 その困った状況で，薬物を使う以外の方法がありましたか？ あったとして，その方法で乗り切らなかったのはどうしてですか？

....
....
....
....

1 考えや行動面での対処

　今回は，出会った状況なり場面なりで，どのように対処するかを扱います。すでに，ストレス刺激に対して，うまく対処できるかどうかによって，ストレス反応が変わること（第16回参照）に触れました。人は，ある状況なり場面に出会うと，考え，行動，気分・感情，身体反応の4つのレベルで反応しますが，そのうち，考えと行動については，その人が意識的に変えることができます。そして，その考えや行動を変えることを通じて，気分・感情や身体反応も変わっていくことは，既に学んだとおりです。

　おそらく，日々の生活で，自分なりにいろいろと「考え」や「行動」を変える工夫をしてきたことでしょう。それをこれから検討していくことにしましょう。

　まず，考えによる対処についてです。普段の生活の中で，次ページのように思ったことはありませんか？

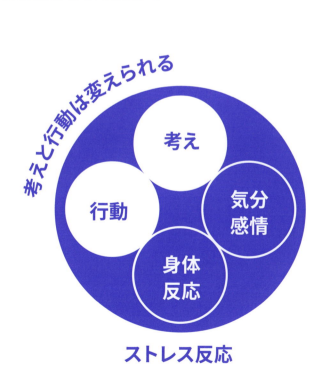

【困ったことがあったとして……】

- 「気にしないようにしよう」と頭の中で思い直す
- 頭の中で具体的な解決策をあれこれ考えたり，その解決策について相談できる相手を思い浮かべたりする
- 過去の楽しかった思い出をイメージして，ひとまず心を落ち着かせる
- 「これを乗り越えれば楽しいことが待っている，だから頑張ろう」と勇気づける

　以上は，その事態を乗り切ろうとして，考えに工夫をこらしたものです。

　つづいて，行動による対処についてです。普段の生活の中で，以下のようなことをしていませんか？

ため息をつく，人に愚痴を言う，徹夜で頑張る，ふて寝をする，好きなものを食べる，ヤケ食いをする，ヤケ酒に走る，買い物に行く……

　ヤケ酒や，ふて寝も対処行動とみなしてよいかと疑問に思うかもしれませんが，その人がストレスと付き合うためにその行動を使っているならば，それは対処行動になります。

　ある人にとっては，薬物使用も対処方法であった可能性があります。たとえその場しのぎだとしても，「自分を助けたい」という目的や意図から，薬物を使用していたかもしれません。暇な時間をどうつぶしてよいかわからずに，薬物を使用していたかもしれません。元気づけたり，気持ちよさを求めたりして，また反対に，嫌なことを忘れようとして，

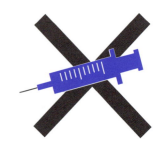

薬物の力を借りたかもしれません。しらふの状態ではできないようなことをするために，使っていたかもしれません。これらは，いずれも対処方法です。

　もちろん，ストレスへの対処方法だからといって，薬物を使用してよいわけではありません。それではどうすればよいのでしょうか？　自分にとってより助けとなり，より役に立つような健康的な対処方法を，たくさん集めていく必要があります。それを検討していくことにしましょう。

2　望ましい対処方法とは？

　さまざまな対処方法のうち，どのような方法が，助けとなったり役に立ったりするのかを，見きわめることが必要です。その対処方法を効果やコストの観点から検証してみましょう。

　以下のように，その対処方法を試した結果を見ていくことで，対処方法の効果が分かります。

【対処方法に対する検討項目】

- 抱えている問題が少しでも解決されたか？
- 状況が少しでもよい方向に向かっているか？
- 自分の心のつらさが少しでも和らいだか？
- 体調が少しでも楽になったか？　　　　　など

　「対処方法を試すこと」と「効果を検証すること」を繰り返す中で，本当に役立っているかを確かめていく必要があります。その際，重要なのは，その場限りの短期的に見られる効果だけでなく，それを使い続けることの長期的な効果も検討することです。一時的に効果があっても，長期的にはむしろ逆効果のことがよくあります。

たとえば，嫌な出来事を忘れようとして薬物を使用するとして，その瞬間は忘れられるのでよいかもしれませんが，その嫌な出来事自体が，薬物を使っている間に消えてなくなるわけではありません。しらふに戻ったら，またその出来事に直面するし，早めに対処しなかった分，事態はもっと悪くなってしまうかもしれません。また，薬物を使っていることがバレて，周りの人もあなたを助けてくれなくなっていくかもしれません。さらに，繰り返し薬物を使っている間に，薬物が切れた状態では何もする気が起きなくなってしまう事態にも進展していくでしょう。要するに短期的には効果があったとしても，長期的には逆効果です。つまり，対処方法の効果を検証するにあたって，「これを長期間続けたらどうなるか？ 本当に自分の助けになるか？」という視点をもつことが必要です。

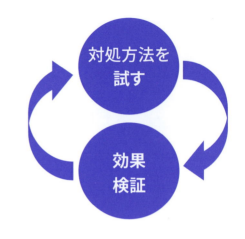

　また，その対処方法にかかるコストを検討することも大切です。コスト，つまり犠牲にするものの例は，「時間」「お金」「健康」「対人関係」などです。

　薬物の購入代金もかかりますし，薬物の影響で働くのが難しくなり，収入を得られなくなることもあります。薬物使用のコストがどれだけ高いかや，心身に与える悪影響や副作用についてはすでに学んだとおりです（第2回，第6回）。また，家族や大切な人などの信頼を失うなど，対人関係に与える悪影響についても学んだとおりです（第10

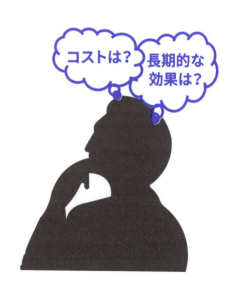

回）。加えて，薬物の酩酊状態で本来のあなたの力を発揮できない時間は，病院などの施設せ生活する時間は，もったいなくはないでしょうか？

　つまり，実際に効果があり，できるだけコストのかからない対処方法を準備することが大切です。

3　対処方法を，たくさん準備する

　ちょっとした対処方法でよいので，とにかくたくさん用意しておくことが大切です。ある状況や場面では，ある対処方法が使えないかもしれません。たとえば，お風呂に入ってリラックスすることは効果があるかもしれないものの，いつでもどこでもお風呂に入ることはできるわけではありません。また，ある状況や場面では使える対処方法であっても，別の状況や場面では効果がないということもあります。つまり，状況なり場面なりにあわせて使えるものを選べるように，対処方法を用意しておくのが適当です。さらに，ある状況や場面で，ある対処方法を試して，効果があればそれでよいですが，効果がない場合は「別の方法を試してみよう」ということで，別の選択肢に切り替えていくことが重要です。

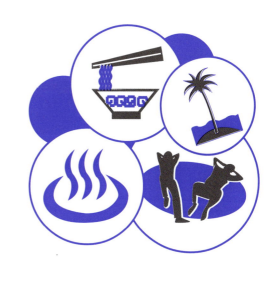

　薬物を使っている人の中には，何らかのストレスを体験したときに「薬物を使う」という対処方法しかもっていないので，その対処方法を用い続けている人がいるかもしれません。そのような人は，薬物を使ったことで調子が悪くなっても，とにかく薬物を使い続けるしかありません。

なぜなら試すことができる別の方法をもっていないからです。「調子が悪い」という辛さを晴らすために，さらに薬物を使ってしまう，しかも，期待した効果がなかったからという理由で，さらに薬物を多く使うという悪循環に陥ってしまうのです。

「こんな辛い人生はもう終わりにしたい」「死んで楽になりたい」と考えて，対処行動として自殺を考えてしまう人もいるかもしれません。そういう人は，おそらく効果のある対処方法を見つけられていないからでしょう。（できれば信頼のおける人と一緒に）コストが低くてほんの少しでも効果がありそうなものを探して，それを試していくことを繰り返してください。少しだけかもしれないけれども，以前よりはマシと感じられるものをきっと探し当てられることでしょう。そう感じられるまで，あきらめずに探して，試し続けることが大切です。

これまでの説明で，多くの対処方法を準備しておくことがいかに大切であるかがわかったことでしょうから，あなた自身の対処方法を準備することにしましょう。まずは，あなたの対処方法を具体的に書き出すワークに取り組んでもらうことにします。書き出すにあたって，できるだけたくさんの方法をあなたの言葉で挙げましょう。**一連の考えや行動**の中には，細かく見てみると複数の対処方法が含まれている場合があります。**細かく分けて書いてみましょう。**

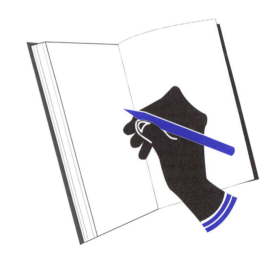

Q1 以下の例を参考にして，あなたの考えによる対処方法について，あなたの言葉でできるだけ多く具体的に箇条書きしてみてください。

【考えによる対処方法の例】

- 好きなもの（もの，人，景色，言葉，歌など……）を思い浮かべる
- 問題について整理したり，その対策を考えたりする
- 誰かのせいにする
- 考え方，とらえ方を変える
- 人とのつながりを思う
- 楽しいことを空想する
- 思い出を楽しむ
- 自分を励ます
- あきらめる
- 忘れる
- 問題を受け入れる
- 自分の体に意識を向ける（第18回のワークやエクササイズを参照）
- 自分を慰めたり，ねぎらったり，許したりする

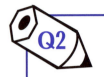

Q2 以下の例を参考にして，あなたの行動の対処方法について，あなたの言葉でできるだけ多く具体的に箇条書きしてみてください。

【行動による対処方法の例】

- 外に出る
- 人と一緒に何かをする
- 趣味や好きなことをする
- 自分をケアする（マッサージや，病院にいく）
- 飲食する
- 自然（植物や花，空，夕陽，海など）を感じる
- 五感（視る，聴く，触る，味わう，嗅ぐ）をとぎすませる
- 何かを表現する（言葉，絵，その他のあらゆる芸術活動）
- おしゃれをする
- 発散する（許される範囲で）
- 何かを探す
- 好きなものや安全な気持ちになれるもの（第13回を参照）をそばに置く
- 体を動かす
- 家事・作業をする
- のんびりする
- 泣く
- 無駄なことをする

....
....
....
....
....

4 日々の生活で対処方法を検討しよう

　Q1とQ2で対処方法を書き出せたでしょうか？　今度は，その書き出したものを，以下のような方法で実際に使ってみましょう。

【対処方法の検討方法】

①書き出した対処方法のリスト（そのページを切り取ったもの，コピーしたもの，携帯電話に記録したものなど）をいつももち歩くようにする

②ストレス（ストレス刺激，ストレス反応）を体験したら，そのリストをすかさず取り出して，今のストレス刺激やストレス反応には，どの対処方法を使うとよさそうかを考えて，方法を一つ選んで試してみる

③試したら，必ずその効果を確かめる

　☞ 検証の結果，「結構効果があった」「よい方向に向かっている」「少なくともちょっとは楽になった」ということであれば，その方法でOK

　☞ そうでない場合は，シートをもう一度取り出して，別の対処方法を選んで再度試してみる。それでも効果がない場合は，さらに別の方法を試す

　つまり，対処方法を実際に使ってみて，その効果を確認していくことを繰り返していくのです。それを粘り強く続けていくうちに，必ずストレスは改善されていくはずです。

対処方法を身に付ける

19

5 対処方法を増やしていくには

書き出した対処方法のリストを常にもち歩き，ストレスを体験するたび，それを見て，対処方法を試して検証するということを日常的に行えるようになると，ストレスに対して自分で対処できるという意識が，あなたの中にしっかりと根づいていきます。

そうすると，これも新たな対処方法かもしれないと次々に気づくようになるはずです。新たな対処方法を発見したら，それを忘れないうちに，リストに書き加えていきましょう。これを繰り返すことで，対処方法の幅はどんどん広がっていきます。

生活の中で上手にストレスに付き合うことが身に付き，対処方法の数も順調に増えてくると，自分がどのようにストレスと付き合っているかについて，誰かに話してみたくなるでしょう。話す相手は，家族，友人，同僚，知り合い，主治医，カウンセラー，自助グループなど誰でもよいでしょう（ただし薬物使用を誘う人は除く）。また，話した相手に，どのようにストレスと付き合っているのか聞いてみると，思わぬ発見や体験があるかもしれません。「対処方法について話す」ことで，さらに対処方法が広がります。

今の段階で，対処方法をあまり多く書き出せなかった人も，がっかりする必要はありません。これから少しずつ増やしていきましょう。

Q3に対処方法を日常生活で使った際の記録表を示してあります。何らかの対処方法を使うたびに，どんな対処方法を用いたか，その結果はどうだったかを記録していってください。それを見返して，どんな対処方法が，どんな状況で有効か検証してみましょう。

Q3 思いついた対処方法を実際に使ってみて、記録しましょう。

どんなストレス（いつ，どこでを含む）	用いた対処方法	結果や感想（その方法を選んだ理由も含む）

対処方法を身に付ける

19

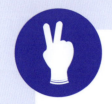

第19回のまとめ

☐ ストレスに対処するには，考えによる対処と行動による対処の2種類があると学びました。

☐ 対処方法について，その効果とコストの点から検討するのが適当であると学びました。

☐ 自分がどれだけ多くの対処方法をもっているかを探してみました。

☐ どうやってストレス場面で対処方法を使ってみるか，そして，実際に使える対処方法を増やしていくかのコツを学びました。

第20回

生きづらさに関係する考え方

年　月　日

ここで学ぶこと

▶ある出来事やある状況で思い浮かぶ考えには，いつも頭の中にある考え方が影響していることを理解しましょう。

▶昔は役に立っていた考え方が，今となってはむしろ，生きづらくさせてしまっているかもしれないことを理解しましょう。

▶あなたの生きづらさを生み出している考え方を探してみしましょう。

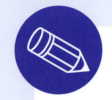

第20回を始める前に……

💡 あなたは自分をどういう人間だととらえていますか？ 具体的に書いてみましょう。

　..
　..
　..
　..
　..

💡 薬物を使うことに対して，あなたらしさはどんな影響を与えていますか？ 具体的に書いてみましょう。

　..
　..
　..
　..
　..

1　生きづらさに今一度向き合う

第13回以降で扱ったことを実際に取り入れて生活しているならば，少しずつ生活がしやすくなってきたと感じているのではないでしょうか。しかし，それでも悩みが尽きないと感じる人もいるかもしれません。そのような人は，心の深い部分に長い間，生きづらさを抱えてきた人かもしれませんので，今回はそのことを取り上げます。第15回で生きづらさを少し扱いましたが，その生きづらさにしっかり気づけることが，それから自由になることのスタートです。

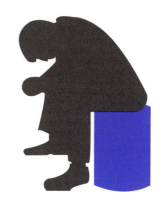

2　いつも頭の中にある考え方

生きづらさは，多くの場合，いつも頭の中にある考え方，つまり自分や他人や世界についての思い込みと，関連しています。

すでに「そのとき，その場で思い浮かんでくる考え」について扱いました（第17回参照）が，その考えとは，「いつも頭の中にある考え方」が，ある出来事や置かれた状況に応じて出てきたものです。

これを，「一人でいる」という状況のとらえ方の例で説明します。「自分は嫌われる存在である」との考え方をしていると，その状況において，「やはり一人になってしまった」という考えが浮かぶかもしれません。

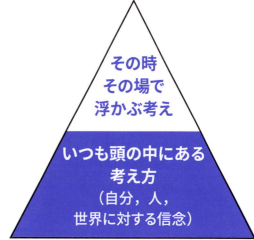

一方，「人は自分に危害を与えるかもしれない存在である」といった考え方をしていると，同じ状況において，「やっと落ち着ける」との考えが浮かぶかもしれません。つまり，いつも頭の中にある考え方で置かれた状況をとらえる結果が，ふと浮かぶ考えというわけです。

このいつも頭の中にある考え方は，本来，自分を生きやすくしたり守ったりするのに役立つものとして，経験の中で作られてきたものです。たとえば，虐待されたりいじめられたりしていたとして，その最中に「人は信用できない」という考え方をすることは，自分を守るのにとても役立ってきたはずです。

しかし，信じてよい人に対しても，「人は信用できない」という信念を頑なにもち続けることは，その人を幸せにしません。人間は，自分にとって本当に信じられる人，あるいは互いに信じ合える人とつながって，共に助け合いながら生きる存在だからです。つまり，その人を守ったり生き延びたりするために作られた考え方が，かえってその人を生きづらくさせてしまうことがあるのです。

3　子どものころに作られた考え方

人には，子ども時代に満たされるのが当然である欲求が5つあります。「愛してもらいたい」「物事をうまくできるようになりたい」「自分の気持ちや考えを大切にしてもらいたい」「のびのびとふるまいたい」「自分を律することができるようになりたい」の5つです。

これらの欲求がある程度満たされると，人はすこやかに育ちます。反対に，その欲求が満たされないと，傷つきます。もちろん，欲求が100％満たされなくても，ある程度満たされるならば，そのことに満足しつつ，その一方で，満たされない欲求に折り合いをつけることを学びながら，少しずつ成長していきます。しかし，あまりに大きな「傷つき体験」に

出会ったり，あるいはそれほど大きくはなくても，あまりに繰り返し体験したりすると，その「傷つき体験」をもとに「生きづらさ」を生む考え方が作られていきます。

4 生きづらさに関連する考え方

前ページで述べた5つの欲求が満たされない場合，生きづらさに関連するどのような考え方が生じるかを紹介していきます。

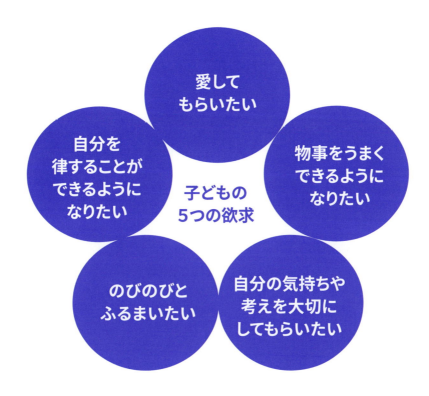

まずは，どんな種類の考え方があるのかを簡単に見てみましょう。そして一とおり目を通した後，自分がそれぞれの考え方をどのくらいしているか，そしてそれが今の生きづらさに影響しているかを検討しながら

読み返してください。ただし，「ある考え方が自分に当てはまりすぎて心が辛い」という場合は，安全なイメージ（第13回参照）を思い浮かべて，落ち着きを取り戻すようにしてください。急がなくてよいので，無理のない範囲で取り組んでください。

1 愛してもらえないと……

「お前なんか，いらなかったのに」「何，わけの分からないことを言っているんだ」などと言われると，次のように，人とよい関係をもてない考え方をするようになります。

1──見捨てられるに違いないという考え方

「人は自分を見捨てる」「自分は見捨てられる」と人や自分をとらえる考え方です。

●この考え方をもつと──安定した人間関係を保てません。見捨てられるのが怖くて，友人，恋人，家族などの相手に激しくしがみつく人もいれば，見捨てられる前に自分から相手との関係を切ってしまう人もいます。「見捨てられて傷つくぐらいなら，人と関係をもたない方がよい」と，はじめから人と関わらないようにする人もいます。

2──人を信じてはいけないという考え方

「人は基本的に自分を攻撃してくる存在」なので，「うっかり人を信じたらひどい目にあうに違いない」という考え方です。

●この考え方をもつと──人に心を開こうとせず，「やられる前にやってしまえ」という思いに駆られて，やたらと好戦的，挑戦的にふるまう人もいます。人から親切にされると，「何か企んでいるのでは？」と疑って，

かえって距離を取ろうとします。「信じてよいかも」と思える人が現れても、疑い深く相手の言動を確かめようとします。また、信じてみようと思う人には、過剰に期待をしてしまい、その結果、期待どおりでなかったと落胆して、より不信の念を強める場合が多いようです。

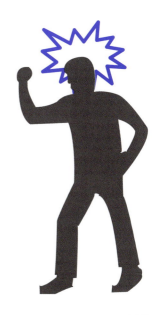

3──愛してもらえない、分かってもらえないという考え方

誰も自分のことを理解しようとしたり愛したりしてくれないという考え方です。

●この考え方をもつと──
ともかく「愛してほしい」「分かってほしい」と家族、恋人、友人などに強烈にせまっていく人がいます。一方、「どうせ愛されない」とあきらめて、投げやりになったりよそよそしい態度で接したりする人もいます。

4──欠点があるのは恥ずかしいという考え方

自分は欠点があって人間として恥ずかしい存在だという考え方です。

●この考え方をもつと──
自分の欠点を人に知られることを恐れて、人と一緒に行動しなかったり、個人的な話をしなかったりします。失敗した場面に二度と行かなかったり、自分の失敗を見た人との付き合いをやめたりするなど、自分のささいな失敗に過敏に反応します。一方、欠点のない人間として完璧にふるまわなければならないというルールを自分に課して、物事に完璧に取り組もうとする場合もあります。

5──自分は孤立しているという考え方

自分について，変わり者で，人と交われず，世界の中で一人ポツンと孤立しているととらえる考え方です。

◉この考え方をもつと──社会生活では隅っこに一人でいることが多く，引きこもったり，自分だけの趣味に没頭したりする人もいます。ただし，社会のどこかに属したいという思いから，何らかのコミュニティやネットの世界では，自分がその中心であるかのようにふるまったり，やたらと熱心に他人の面倒を見ようとしたりする場合もあります。

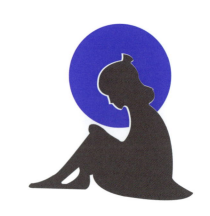

2 物事をうまくできるようになれないと……

「何をやってもまともにできない」「また失敗した」などと言われると，次のようにダメな自分ととらえるようになります。

1──無能だから人に頼るという考え方

自分は何一つまともにできないので，誰かに頼るしかないという考え方です。

◉この考え方をもつと──自分を無能だと思い込んでいるので，新たな課題に直面すると，すぐに「できない」と尻込みしたり先送りにしたりします。もっぱら人の助けに頼ろうとします。ときに自力でやってみたいとの思いに駆られて，一人で取り組むこともありますが，自分の力量を十分検討せずに取り組むため，失敗に終わり，より一層，無能であるとの思い

を強めがちです。

2──何が起きるかわからず，それに対処できないという考え方

どんな恐ろしいことが起こるか分からず，それを自分は防いだり対処したりできないという考え方です。

●**この考え方をもつと**──「何か悪いことが起きそう」「起きたらどうしよう」と，つねにびくびく警戒しているので，ちょっとした変化にも過剰に反応して，さらにおびえます。実際に何かが起きた場合は，恐怖のあまり固まってしまったり，一目散にその場から逃げ出したりします。

3──誰かの巻き添えになってしまっているという考え方

誰か（多くは養育者）にすっかり巻き込まれてしまって，自分はその人の言いなりになっているという考え方です。

●**この考え方をもつと**──自分の感情や欲求よりも，その誰かの感情や欲求に注意を払って，それを満たすことによって，自分も満たされようとしてきたため，その人と一緒にいないと，自分もない感じがして，不安になります。ただし，その人といることに息詰まりを感じて，ときに感情を爆発させることもあります。また，自分に目を向けることがなく，自分がない分，誰とも一緒にいない空虚感には耐えがたく，そのような場合，薬物を使ったり自傷行為をしたりと，自分に刺激を与える行動を取る場合もあります。

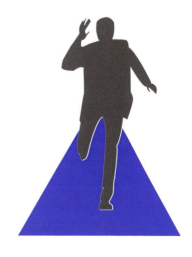

4──失敗するに違いないという考え方

「これまで失敗ばかりしてきたから，これからも失敗するだろう」と自分の行動をことごとく失敗に結びつける考え方です。

●この考え方をもつと──自分の行動をすべて失敗とみなしては，自分にがっかりします。与えられた課題に対しても，失敗を恐れてなかなか取りかかれず，その課題を放棄したりすることもあります。「今度こそは頑張ろう」と思っても頑張りが続かず，なかなか最後までやり遂げられません。

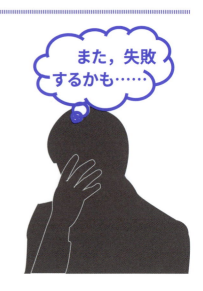

また，失敗するかも……

❸ 自分の気持ちや考えが大切にされないと……

「あなたの気持ちはどうでもいい。とにかく私の言うことをききなさい」などと扱われると，次のような，自分を我慢させる考えをもつようになります。

1──人の思惑どおりにふるまおうという考え方

相手に嫌われまい，見捨てられまいと思うあまり，自分の欲求や感情よりも，相手に服従することを優先させる考え方です。

●この考え方をもつと──相手の思惑を察して行動する，相手の機嫌を取る，相手の意向にひたすら従うなど，自分の感情や欲求にかまわず，ともかく相手を優先する行動をとります。ただし，その相手への欲求不満がたまって，ときに逆ギレして発散させることもあります。その相手ではなく，自分より弱い人を自分に服従させることで，うさを晴らす場合

もあります。

2──自分よりも相手を大切にしようという考え方

自分が相手のことを何とかしなければいけない，相手の面倒を見ることの方が自分のことよりも先，という考え方です。

◉この考え方をもつと──常に相手を気遣い，何とかしてあげたいと手助けします。そうすることが当然と思って，相手を助けられないと罪悪感を抱きます。しかし，自分のことを顧みないため，疲れがたまり，体をこわしてしまうこともあります。

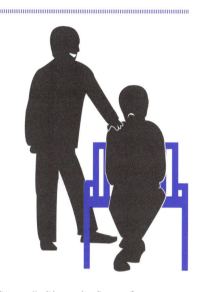

3──ほめられたい，評価されたいという考え方

他人の評価がすべてであって，その評価次第で自分の価値が決まるとみなしているので，何としてでもほめられたいと考えます。

◉この考え方をもつと──自分の好みや意思に基づくかわりに，常に他人の評価を気にして，他人からほめられるかどうかが，行動の基準となります。評価されれば，「自分に価値がある」と喜び，反対に，思うように評価されないと，「自分に価値がない」とひどく落ち込みます。

4 のびのびとふるまえなかったとすると……

「ともかく〜をしなさい」「何，楽しそうにしているの！」などと言われると，次のような悲観的，批判的な考えをするようになります。

1──否定的・悲観的な考え方

いわゆる「マイナス思考」，つまり，人生や物事の否定的な面ばかりに目を向けて悲観する考え方です。

●この考え方をもつと──常に物事を悪い方向に考え，心配ばかりします。「……したらどうしよう」と悪くなった場合のことを心配します。「どうせ……」といった言葉で自分や他人のやる気をくじきます。表情が険しく，眉間に皺を寄せています。楽観的な人，明るい人を見ると，内心でうらやましく感じつつも，けなします。

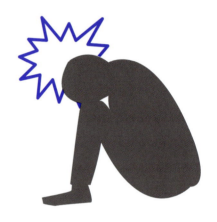

2──感情を抑えるのがよいという考え方

怒りや喜びなどの特定の感情は抑えるのがよい，どんな感情であってもともかく抑えるのがよい，感情を外に出さないようにするのがよい，などという考え方です。

●この考え方をもつと──淡々とふるまう姿は理性的に映りますが，実のところ，その感情を抱くと自分が何をしだすかわからず，危ないと恐れていたり，人に自分の感情を知られまいと距離を置いた付き合いしかしなかったりします。感情を抑えるのが長年の癖になっている場合，「自分

が生きている」ことを実感しようとして，自傷行為など自分に刺激を与える行動を取ることもあります。感情をあらわにする人を馬鹿にする一方で，そうできることをうらやましく思っている人も多いようです。

3── 完璧であるべきという考え方

物事は完璧にこなすべきだという考え方で，この考え方を自分にだけ課す人と，自分にも他人にも課す人がいます。

◉この考え方をもつと──完璧を求めて，手抜きをしてはならないと，せかせかと追い立てられるように行動しますが，物事を完璧にするのは不可能なので，どれだけ成果を出しても満足できません。人に完璧を求めて追い立てたり批判したりすることがあります。常に全力で行動するので，ときにどっと疲れたり，体調が急に悪化したりすることもあります。

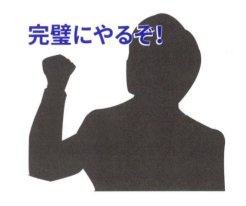
完璧にやるぞ！

4── できなければ罰せられるべきという考え方

何かがうまくできなかった場合，そのような自分や他人を許せず，そのような人は罰せられるべきであるという考え方です。

◉この考え方をもつと──この信念を自分に向ける人の場合，失敗に対して，激しく自分を叱責し，自傷行為に至る場合もあります。また，この信念を他人に向ける場合，情け容赦なく相手を責めます。その場合，「罰が当たる」「覚えておけ」などと他人に言い放ちます。

5 自分を律するようはたらきかけられないと……

「ルールなんか，気にする必要はない」「好きにすればよい」などと言われると，次のような自分勝手な考え方をするようになります。

1──オレ様・女王様という考え方

自分がルールを破るのはかまわない，自分がやりたいようにやるためには他人を利用してもかまわないなどという考え方です。

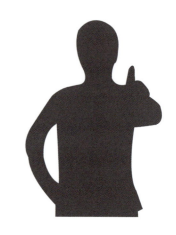

◐この考え方をもつと──周囲に自分を特別扱いするよう要求し，それが当然であるかのようにふるまって，他人を馬鹿にする態度を取ります。ルール違反をとがめられると，急に怒り出したりもします。特別扱いされないと落ち込み，そのような場を避けようとします。ただし，このような自分の傾向に気づいていて，恥ずかしいと感じている場合もあります。

2──自分を律することはできないという考え方

「欲しいものは今すぐ欲しい」「我慢したくない」「やるべきことよりもやりたいことをする」という考え方です。

◐この考え方をもつと──自分を律するのが非常に苦手です。やりたいことばかりをして，やるべきことを後回しにして，期限や締め切りに間に合わなかったり，約束をキャンセルしたりすることがよくあります。夜更かし，食べすぎ，飲みすぎとセーブせずに生活します。だらしがない，ルーズ，わがまま，とみなされる人です。

Q1 これまで，紹介した生きづらさに関係する考え方が，あなたにどのくらい当てはまりますか？ また，これらの考え方は，あなたが薬物を使うことにどの程度影響していましたか？ およその割合（％）で答えてください。

考え方	当てはまる程度 (%)	薬物使用と関連する程度 (%)
見捨てられるに違いないという考え方		
人を信じてはいけないという考え方		
愛してもらえない，分かってもらえないという考え方		
欠点があるのは恥ずかしいという考え方		
自分は孤立しているという考え方		
無能だから人に頼るという考え方		
何が起きるかわからず，それに対処できないという考え方		
誰かの巻き添えになってしまっているという考え方		
失敗するに違いないという考え方		
人の思惑どおりにふるまおうという考え方		
自分よりも相手を大切にしようという考え方		
ほめられたい，評価されたいという考え方		
否定的・悲観的な考え方		
感情を抑えるのがよいという考え方		
完璧であるべきという考え方		
できなければ罰せられるべきという考え方		
オレ様・女王様という考え方		
自分を律することはできないという考え方		

生きづらさに関係する考え方

20

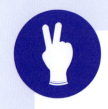

第20回のまとめ

- □ そのとき,その場で思い浮かぶ考えは,いつも頭の中にある考え方の影響を受けていることを理解しました。

- □ いつも頭の中にある考え方の中には,「生きづらさ」に影響を及ぼしているものがあると学びました。

- □ 「生きづらさ」に関係するどんな考え方が,あなたに当てはまるのかを検討しました。

第21回

生きづらさに関係する反応

年　月　日

ここで学ぶこと

▶置かれた状況での反応の仕方には，生きづらくさせてしまう健康的でない反応と，健康的な反応があることを理解しましょう。

▶どんな反応が生きづらさに関係する反応であるかを理解しましょう。

▶自分には生きづらさに関係するどんな反応があるかを理解しましょう。

第21回を始める前に……

💡 最近出会ったストレス場面を思い浮かべてください。それは具体的にどんな場面でしたか？ その場面で，前回扱った生きづらさに関係する考え方（p.283の表に掲載）のうち，どの考え方が浮かびましたか？ そして，その場面で，どんなふうに考えたり行動したりしましたか？ 具体的に書いてみましょう。

ストレス場面：
....
....

思い浮かんだ生きづらさに関係する考え方：
....
....
....

その場面で考えたことや行動したこと：
....
....
....

1　今，ここでの反応とは

　今回は，刻一刻と変わる状況に対するそのときどきの反応を扱います。前回は，いつも頭の中にある考え方を扱いましたが，今回は，置かれている状況下の反応，つまり，今，ここでの反応という視点から，生きづらさを理解していきます。

　人によって反応はさまざまです。まず，同じ状況に置かれても，いつも頭の中にある（あるいは，思い浮かぶ）考え方が違っていれば，その状況での反応は異なります。それを，同僚に「お金を貸してほしい」と頼まれた状況を例として，考えてみましょう。

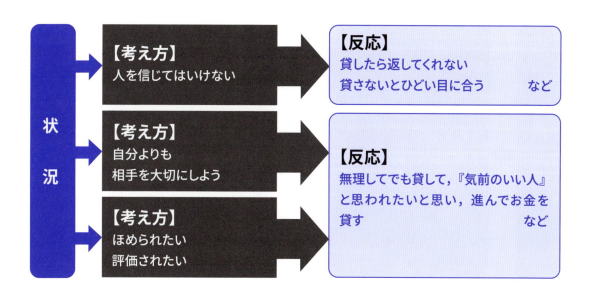

　「人を信じてはいけないという考え方」をもっている場合，「この人，貸したら返してくれないんじゃないか」「でも貸さなかったら，ひどい目にあうんじゃないか」などの考えが頭をよぎって，不信感や不安感が生じ，心の中で葛藤が起きるかもしれません。

一方,「自分よりも相手を大切にしようという考え方」や「ほめられたい,評価されたいという考え方」をもっている人であればどうでしょう。「この人がお金に困っているならば,自分が多少困ることになったとしても,貸してあげなければ」や「貸してあげて『気前のいい人』と思われたい」という考えが頭をよぎって,お金を貸すかもしれません。このように考え方が違うと,反応は違ってきます。

　また,考え方が同じでも,同じ反応になるとは限りません。たとえば,「見捨てられるに違いないという考え方」をもつ人が,長く信頼していた友人と,あるときから急に連絡が取れなくなってしまった状況で,それを考えてみましょう。

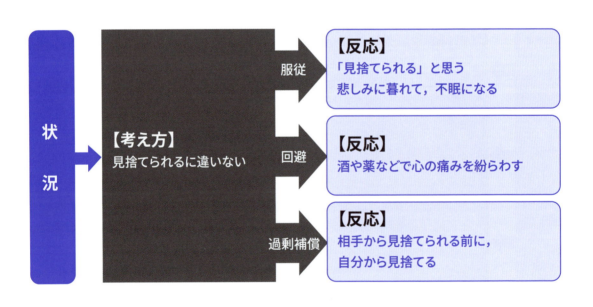

　第一は,この見捨てられるに違いないという考え方を,鵜呑みにして従う場合（服従）です。この場合,「連絡がとれないのは自分が見捨てられたから」との思いが頭を駆け巡り,悲しみに暮れて,夜も眠れなくなってしまうかもしれません。

第二は，その考え方が思い起こされたときに生じるであろう不快さを避けようとする場合（回避）です。具体的には，見捨てられるという心の痛みを酒や薬で紛らわせようとする，自傷行為をして心の痛みを体の痛みに置き換えるという反応です。

第三は，その考え方と正反対のことをして，その考え方を打ち消そうとする場合（過剰補償）です。具体的には，見捨てられるぐらいならば，自分から相手を見捨ててやるという反応です。こうすれば，見捨てられることで心を痛めることはなくなるからです。

このように同じ状況に置かれても，人の反応はさまざまです。

2 反応の4分類

同じ状況に置かれても，人の反応はさまざまであることに加えて，人が置かれる状況はさまざまです。ですから，「今・ここ」での反応は無数にあるわけです。以下では，この無数の反応を生きづらさに関係があるかどうかという視点から，4つに分類して見ていくことにします。

1. 傷ついた子どものような反応
2. 大人に傷つけられているような反応 ┐ 生きづらさに関係のある
3. 感心できない反応 ┘ 健康的でない反応
4. 健康的な反応
 （幸せな子どものような反応，健康的な大人の反応）

自分が「今・ここ」でどの反応をしているかに気づくことは，とても大切です。生きづらい反応になっていると気づくことは，生きづらさを少なくしていく手がかりになるからです。

生きづらさに関係する反応

21

1 傷ついた子どものような反応

「傷ついた子どものような反応」は，その人の心の中にある「小さな子ども」の部分が，何らかの理由で傷ついた結果，悲しんだり，おびえたり，怒ったりしている状態を指します。以下がその例です。あなたによく出てくるものがあるかどうか確認してみましょう。

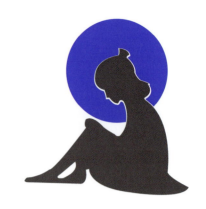

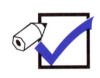 【傷ついた子どものような反応】

☐ 悲しくて仕方がないという反応　☐ 子どものように泣いている反応
☐ 心細くて仕方がないという反応
☐ さびしくてたまらないという反応
☐ すっかり怖がって，おびえている反応
☐ 子どものように恥ずかしがっている反応
☐ 自分などいなくてよく，消えてしまいたいと思っている反応
☐ 子どものように「ごめんなさい」とひたすら謝る反応
☐ 傷ついて怒ったり，かんしゃくを起こしたりしている反応
☐ 悔しくて地団太を踏んでいる反応
☐ その他　具体的に：＿＿＿＿＿＿＿＿＿＿＿＿＿＿＿＿＿＿

2 大人に傷つけられているような反応

「大人に傷つけられているような反応」は、これまでにその人を傷つけてきた大人（親、教師、祖父母や親戚の大人、近所の大人など）の言葉が思い浮かぶ状態です。以下がその例です。あなたによく出てくるものがあるかどうか確認してみましょう。

【大人に傷つけられているような反応】

☐ 理不尽に叱られたり、暴力をふるわれそうという反応
　例　怒鳴ってくる母の声・殴ってくる父の声

☐ 要求や命令ばかりされて、聞く耳をもってもらえなさそうという反応
　例　「おまえは人の言うとおりにして、おとなしくしていればいい」などの声

☐ 脅かされたり、ひどい目にあわされそうという反応
　例　「言う通りにしないとひどい目にあわすぞ」「誰にも言うな。言ったらとんでもないことになるぞ」などの声

☐ 見捨てられたり、冷たく突き放されそうという反応
　例　「好きなように自由にやれ」「おまえなんかどうせ一人だ」「おまえは誰からも愛されない」などの声

☐ 辱められそうという反応
　例　「小学4年にもなって恥ずかしい」「おまえは恥ずかしい存在なんだ」などの声

☐ 傷つけられそうという反応
　例　「おまえのやることなすこと全部邪魔してやる」などの声

☐ その他　具体的に：＿＿＿＿＿＿＿＿＿＿＿＿＿＿

3 感心できない反応

「感心できない反応」は，生きづらさに関係のある考え方が思い起こされそうになったり，実際に思い起こされたりした際，一時しのぎの対処をする結果，そのせいでさらにもっと悪い方向に自分を向かわせてしまうものです。以下がその例で，薬物使用もこの仲間です。薬物使用以外にも，あなたによく出てくるものがあるかどうかを確認してみましょう。

【感心できない反応】

□ 違法薬物を使う反応
□ 処方薬や市販薬を過量に使う反応
□ 過食または過食嘔吐反応
□ ぐずぐずと先延ばしにする反応
□ お祭り騒ぎをしてごまかそうとする反応
□ インターネットやゲームに没頭する反応
□ 買い物をしすぎる反応
□ セックスやポルノに走る反応
□ マスターベーションでごまかす反応
□ 人に逆ギレする反応
□ 人を支配しようとする反応
□ 人に完全に服従しようとする反応
□ ひたすら人に尽くそうとする反応
□ 自分の気持ちを無視する反応
□ その他　具体的に：＿＿＿＿＿＿＿＿＿＿＿＿＿

□ お酒に走る反応
□ 自傷行為反応
□ 感情・欲求を遮断する反応
□ 過眠反応

□ 異性に依存する反応

□ 人に完全に心を閉ざす反応

4 健康的な反応

4つ目の健康的な反応は，これまで見てきた3つとは違って，人を幸せにしてくれるものです。「幸せな子どものような反応」と「健康的な大人の反応」の2種類があります。以下，それぞれについて説明します。

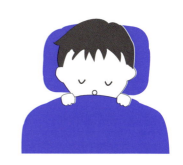

「幸せな子どものような反応」とは，その名の通り，その人の心の中の「小さな子ども」が幸せな状態でいることです。以下がその例です。あなたによく出てくるものがあるかどうか確認してみましょう。

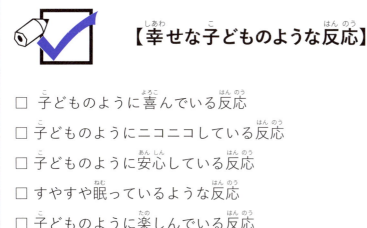

【幸せな子どものような反応】

- □ 子どものように喜んでいる反応
- □ 子どものようにニコニコしている反応
- □ 子どものように安心している反応
- □ すやすや眠っているような反応
- □ 子どものように楽しんでいる反応
- □ 子どものようにはしゃいだ反応
- □ のびのびとしたいことをしている反応
- □ その他　具体的に：＿＿＿＿＿＿＿＿＿＿＿＿

「健康的な大人の反応」とは，人の心の中にある「健康的な大人」の部分が，物事や他人の言動や自らの反応を，評価せずそのまま受け止

め，落ち着いて対処する状態のこと（詳しくは第22回参照）です。

　この反応をする程度は，人によって異なります。この反応が少なかったり思い浮かべられなかったりすると，傷ついた子どものような反応，大人に傷つけられているような反応，感心できない反応に簡単に巻き込まれ，ネガティブな体験をすることが多くなってしまいます。反対にこの健康的な大人の反応が多ければ，ほかの反応が出てきてもそれに巻き込まれることはなく，それらに気づき，そのままに受け止め，落ち着いて対処し，「何かあってもどうにか対処できるから大丈夫」と構えていられるようになります。

3　あなたの反応を書き出してみる

　どの反応が自分に出てきやすいかに気づくことが大切です。ですから，あなたの反応についてまとめてみましょう。自分の反応について具体的に書き出して眺めてみると，こんがらがった心が少しほどけてくるかもしれません。健康的な反応については，次回触れますので，ここでは生きづらさに関係する反応を中心に考えてみましょう。

　ある状況では，2つ以上の反応が同時に表れることもあれば，ある反応が表れることで，さらにほかの反応が出てくることもあるでしょう。反応がどのような状況だと表れやすいか，また前回扱った「いつも頭の中にある生きづらい考え方」との関係についても，検討してみるとよいでしょう。

　前回扱った生きづらさに関係する考え方を多くもっている人は，今，ここでの反応でとらえた方が，自分の生きづらさを理解しやすいかもしれません。頑張って，自分の反応について考えてみましょう。

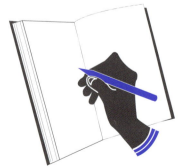

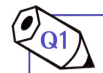

あなたの反応についてまとめてみましょう。

➡ これまでチェックしてきた反応（pp.290〜294）を見返して，出てきやすい順に4つ反応を挙げましょう。また，それらの反応がどういう状況や考え方（考え方についてはp.283の表を参照）によって出てくるかも書いてみましょう。

反　　応	その反応が出てくる状況や考え方

➡ 感心できない反応の一つである違法薬物の使用が，どういう状況や考え方と一緒に出てくるか書いてみましょう。

....

....

....

☞ 上で書き出したもののうち，似た反応，考え方，状況を枠で囲んだり，それらの関係を矢印を使ったりして，図を作ってみると，あなたの生きづらさの構造がより分かりやすくなるかもしれません。

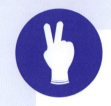

第21回のまとめ

☐ 生きづらさを理解するにあたって，今，ここでの反応から分析することが役に立つことが分かりました。

☐ 生きづらさに関係するどんな健康的でない反応が自分にあるかを確認しました。

☐ 自分の生きづらさに関係する反応が，どのような考え方や状況で現れやすいかを整理してみました。

第22回

幸せな考え方と健康的な大人の反応

年　　月　　日

ここで学ぶこと

▶自分の中に，生きづらい考え方だけでなく，幸せな考え方があることを確認しましょう。

▶絶対的にあなたの味方をしてくれるイメージがどんなものかを明らかにしましょう。

▶生きづらい考え方や生きづらい反応を検討していく方法を学びましょう。

第22回を始める前に……

💡 思いどおりにいかない状況に対して，その状況をどのように考えたり，どのように自分に言いきかせたりして，乗り切ってきましたか？　具体的に書いてみましょう。

....

....

....

....

💡 思いどおりにいかない状況で，どんなふうに見守ってもらえたり，助言されたり，勇気づけてもらえたら心強かったでしょうか？　そうしてくれるイメージを書いてみましょう。

....

....

....

....

1　幸せな考え方

今回は，これからあなたが幸せに生きていくための考え方や，健康的な大人の反応が何かを考えていくことにします。これまで，生きづらさに関係する考え方や反応を取り上げてきましたが，**人は，誰しも，自分を生き延びさせたり，生きやすくさせたり，幸せにしたりする考え方をもっています**。自分を生きづらくする考え方だけでは，生き続けられません。つまり，ともかくもここまで生き延びてきたということは，自分を幸せにする考え方をもっていて，それらに助けられてきたからなのです。

そこで，どのような考え方があなたをここまで生き延びさせてくれたのかを確認していきましょう。これまであなたを助けてくれてきた幸せな考え方を探し当て，その考え方を十分ねぎらい，さらに新たな幸せな考え方を作っていくことにしましょう。

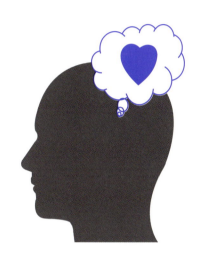

2　ポジティブな体験や考え方の確認

とかく人間は傷つき体験やネガティブな体験に目を向けがちですが，生きていれば何らかの**ポジティブな体験**もしているはずです。そこで，まずは，次ページのリストを参考に，どのようなポジティブな体験をしてきたかを探してみましょう。

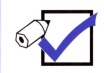

【ポジティブな体験のリスト】

☐ 楽しかった　　☐ うれしかった　　☐ いいことがあった
☐ リラックスした　☐ 心が安らいだ　　☐ 気が楽と感じた
☐ 生きていると実感した　☐ 面白かった　☐ ワクワクした
☐ 頑張った　　　☐ 気持ちがよかった　☐ なつかしかった
☐ 愉快だった　　☐ 落ち着けた　　　☐ 感動した
☐ 心にグッときた　☐ しみじみと何かを感じた
☐ ジーンときた　☐ 誰かと一緒で楽しかった
☐ 誰かと一緒で幸せだった　　　☐ 誰かを愛した
☐ 誰かに愛された　☐ 誰かに助けてもらった
☐ 誰かを気にかけた　☐ 誰かに気にかけてもらった
☐ 誰かに親切にした　☐ 誰かに親切にされた
☐ その他：_____　☐ _____

　上でチェックしたポジティブな体験を思い起こし，そのとき，あなたは，自分，自分の人生，ほかの人や世の中に対して，どんな考え方をしていたかを振り返ってください。**そのときにしていた考え方が，あなたを幸せにしてくれる考え方**です。たとえば，楽しい体験をしたとして，その際，「世の中には楽しいことがあるんだ」とか，「これからも楽しいことがあればいいな」などと考えていたのではないでしょうか。こうした考え方をできるだけ多くしていくことが，あなたを幸せにしていくことにつながります。**自分にもポジティブな体験があり，幸せな考え方もできていた**ことに気づいてください。

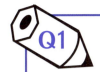

Q1　あなたのポジティブな体験や考え方を見つけましょう。

→ 前ページのリストを参考にして，あなたのポジティブな体験を，また，その体験を通じてどんな幸せな考え方が浮かんでいたかを書いてみましょう。

ポジティブな体験 ☞いつ，どこで，などを具体的に書きましょう。	その体験で浮かんだ考え方 ☞幸せな気持ちになるような考え方に焦点を当てましょう。

幸せな考え方と健康的な大人の反応

3 生きづらい考え方との対話

　ポジティブな体験を通じてあなたの幸せな考え方を自覚していく以外に，**これまでもっていた生きづらい考え方を検討することで，幸せな考え方を作っていくこともできます。**頭の中に，「生きづらい考え方をする自分」と，「その考え方が正しいかを問いかける自分」の二人の自分が対話をしているイメージを作ってみてください。そして，そのやりとりを通じて，あなたの幸せな考え方を明らかにしていくことにしましょう。
　上手に対話していくコツは，その考え方が正しいかを問いかける自分が，生きづらい考え方をする自分に対して，無理に言いきかせたり，頭ごなしに説得したりしないことです。生きづらい考え方をする自分の言い分に十分に耳を傾けて，受け止めながらも，さまざまな問いかけをしていくことで，生きづらい考え方以外があると少しずつ気づけるようにしていくことです。その際に役に立つ問いかけの例を次ページに挙げます。

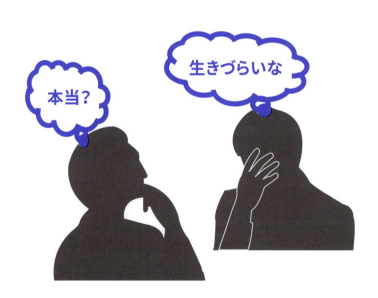

【生きづらい考え方への問いかけ】

- その考え方は，これまでどんなふうにあなたを助けてくれた？
- あなたを助けてくれてきたその考え方に対して，何とお礼を言う？
- その考え方は，あなたをどんなふうに生きづらくしている？
- その考え方に反論するとして，どんなことが言えそう？
- その考え方を今後もち続けるとして，どんなふうになる危険性がある？
- その考え方のかわりに，これからはどのような考え方をして，生きていきたい？
- 新たな考え方ができると，日々の生活はどのように幸せになる？
- あなたと同じような考え方で苦しんでいる人がいるとして，その人にどんな慰め，励まし，応援の言葉をかけてあげる？
- この考え方が思い浮かんだとき，本当はどんな言葉をかけてもらったり，どんなふうに接したり，慰めたり，応援してもらいたい？
- 1年後，5年後，10年後，30年後，どんな自分になっていたい？
- どんなふうに思えたら，もっと自分を大切にできるようになる？
- どんなふうに思えたら，人のことをもっと信じられるようになる？
- 自分を成長させるのに，必要なことは何？
- 一人の責任のある大人として，どのように自分を律していく必要がある？
- 気持ちよく人と関わっていくには，人間関係をどうとらえるのがよい？

p.283に掲載した生きづらい考え方のリストでチェックがついた考え方一つ一つについて，前ページの問いかけを中心に，検討していきましょう。たとえば，「見捨てられるに違いないという考え方」と対話してみると，自分と一緒にいてくれた人もいたし，どうせ見捨てられると思って，自分が深く関わろうとしてこなかったのかもしれないと気づき，人と分かり合える方法を考えようという，前向きな考え方がもてるようになるかもしれません。また，「オレ様・女王様という考え方」と対話してみるうちに，自ら望んで薬物を使っていたつもりだけども，自分が困る結果になっていると気づいて，何かをする前に一度立ち止まって，後々どうなるかを考えてから行動するのがよいと思えるようになって，自分を律して行動することが大切だという考え方をするようになるかもしれません。

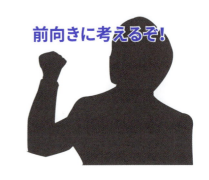

前向きに考えるぞ！

Q2 生きづらい考え方をする自分と，それが正しいかを問いかける自分との対話を通じて，明らかになったあなたの幸せな考え方を書き留めましょう。

....

....

....

....

☞ 新たに幸せな考え方を思いついたら，書き加えていきましょう。

幸せな考え方を思いついたとしても、「こんなふうに思えればいいけれど、実際のところはなかなか……」ととらえる人もいることでしょう。しかし、毎日幾度となくその考え方を眺めて、「ああ、これが自分の新たな幸せな考え方なのだ」「この考え方と一緒に生きていこう」としみじみと思ってみましょう。さらに、その考え方をする自分をイメージして、その考え方で物事をとらえようとしてください。そして、それを最初は、1週間、そして次に1カ月、それができれば3カ月と続けていくうちに、次第にその新しい幸せな考え方に馴染んでいき、気がつくとその考え方が「当たり前のこと」として感じられるようになります。さらに、その考え方をもった人として日常生活でふるまっていくことで、その考え方がしっかりとあなたに根付いていきます。

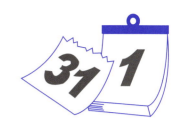

4 健康的な大人

つづいては、「反応」について検討します。前回、人の反応を4分類しましたが、その分類のうちの3種類の反応は、あなたを生きづらくさせる反応でした。それらの反応からあなたを守ってくれるのが「健康的な反応」、中でもここで扱う「健康的な大人の反応」です。そのような反応をしてくれる健康的な大人とは、次ページのような特徴をもちます。それは、絶対的にあなたの味方であるというイメージです。

【健康的な大人の反応】

- 絶対的にあなたを守ってくれる
- 絶対的にあなたを理解してくれる
- あなたを正しい方向に導いてくれる
- あなたを無条件に愛してくれる
- あなたの幸せを心から願ってくれる
- あなたを自立した一人の人間として認めてくれる
- あなたの思いや感情を，心から理解したいと願い，共感してくれる
- 傷ついたあなたの心を，心から思いやってくれる
- あなたを傷つける存在から，あなたを守ろうとしてくれる
- 感心できない状態になったあなたを，救い出そうとしてくれる
- 幸せな状態にいるあなたを，心から喜んでくれる

それでは，次ページを参考にして，あなたにとっての健康的な大人のイメージを具体的に作っていきましょう。その際に大切なのは，あなたが**ありありとイメージできるもの**であることです。あなたを支えてくれる人（第14回参照）も，健康的な大人をイメージするのに役立つことでしょう。

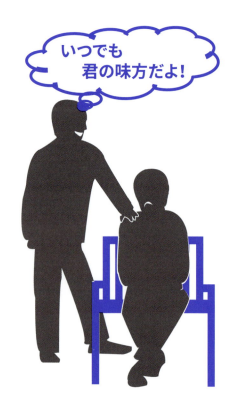

【健康的な大人のイメージ】

あなたがイメージしやすいものをチェックしてみましょう。
- □ 自分を愛して，正しい方向に導いてくれる（理想の）親
- □ とことん自分と付き合ってくれる（理想の）親友・仲間
- □ 自分を愛して，深く関わろうとしてくれる（理想の）恋人・パートナー
- □ ああいう人になりたいというあこがれの人
- □ 「この人なら信じられる」という人（上司，心の専門家など）
- □ 自分を守り，導いてくれる神様や仏様
- □ マザー・テレサ，マハトマ・ガンジーなどの博愛や赦しを象徴する人
- □ そばにいてくれるとうれしいと感じる漫画やアニメのキャラクター
- □ その他：＿＿＿＿＿＿＿＿＿＿＿＿＿＿＿＿＿＿＿＿＿

☞ 実在するものに限りません。こんなふうに接してくれる人がそばにいてくれれば……と思える人でよいです。

5 健康的な大人の反応との対話

　上で明らかにしたあなたにとっての健康的な大人をいつでもイメージできるように準備しておくことが大切です。そして，日々の生活で自分を生きづらくさせる反応に気づいたら，健康的な大人が反応するようにしていきます。具体的には，頭の中にその反応をする自分と「健康的な

大人の反応」をする自分が対話していくイメージを作ってください。**そのやりとりを通じて，その状況ごとに適切に対応できるようになっていきます。**それを日々繰り返していくことで，生きづらい反応に惑わされることが少なくなっていきます。

　それでは，それぞれの反応に対する健康的な大人の反応の仕方を以下に見ていくことにします。

1 傷ついた子どものような反応との対話

　「傷ついた子どものような反応」が出るのは，その人が本当に傷ついてしまっているときなので，**「健康的な大人の反応」としては，その傷つきを理解して，それを癒すべくはたらきかけていくことが適当**です。具体的には，以下のような言葉をかけていくことになります。

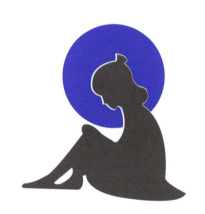

【健康的な大人の言葉かけの例】

- 健康的な大人の反応がいつも付き添っていると伝え，安心してもらう
- どんなふうに傷ついているのか，その気持ちを教えてもらう
- 傷ついたありのままの感情を吐き出してもらい，その感情が何であれ，正当な感情であると受け止め，どれほど辛いかに共感を示す
- その傷つきをどうして欲しいかを尋ね，できる限り満たそうとする
- その結果，どのように気持ちが変化したのかを尋ねる

　そのやりとりをすることで，傷つきが癒されて，その反応が薄らいでいきます。

2 大人に傷つけられているような反応との対話

「大人に傷つけられているような反応」に対しては，傷つけてくる相手の言い分を一切聞く必要がないことを伝え，その傷つけてくる声を黙らせるよう頑張って戦うことが，「健康的な大人の反応」として適切です。これを繰り返しているうちに，その傷つけてくる声が浮かんできても動揺しなくなるなど，気にしなくなっていき，次第に傷つけてくる声自体が思い起こされにくくなるはずです。

3 感心できない反応との対話

「感心できない反応」に対しては，その反応が自分を助ける結果になっていないと気づいてもらい，そのかわりに本当に自分のためになる行動を取れるよう導いていくことが，「健康的な大人の反応」として適当です。薬物使用もこの反応の一種ですが，「分かってはいるけれども……」としながら続けてしまっているのでしょう。

ですから，「そんなことやっちゃダメ」と頭ごなしに言ったところで，あまり意味はありません。それにかわる行動を取る気になってもらい，どんな行動ならばとれそうかについて，対話を重ねていくことになります。

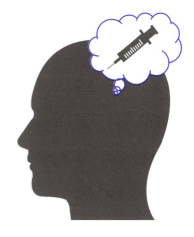

たとえば，薬物を使う反応に対して，「誰かの手助けがあればやめられるか」と尋ねてみたり，独りぼっちで辛くてたまらないときに薬物を使っていることが明らかになったときには，「別のやり方でその気持ちを扱えるかを考えよう」と誘ってみたり，薬物が頑張って何かをする際の気付け薬になっているという場合，「実際には疲れている状態で，このままいくと体も心もこわれてしまうのではないか」と気づかせていくなどです。

4 幸せな子どものような反応との対話

「幸せな子どものような反応」に対しては,「健康的な大人の反応」が特段対話をしていく必要はありません。

「幸せな子どものような反応」の存在に気づいてあげ,その反応をあたたかく見守り,その反応を脅かすほかの反応が出てきた場合には,すぐにそれに気づき,それに対処することで,「幸せな子どものような反応」を守るようにしていくのが適当です。そうすることで,人はのびのびと人生を楽しめるようになるでしょう。

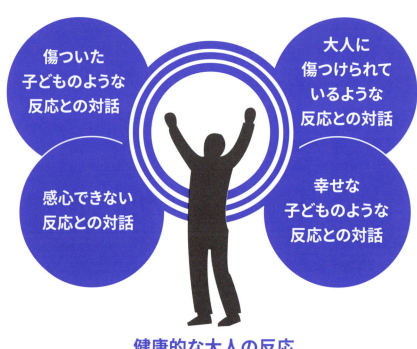

健康的な大人の反応

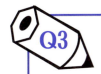

ある具体的な状況を思い浮かべて，そこに出てくるであろう反応と健康的な大人の反応とで，対話してみた結果について書いてみましょう。

● どんな状況でどんな反応が出てきたと想定しましたか？

状況：
....

反応：
....

● その反応に対して，健康的な大人の反応がうまくできましたか？ それは，具体的にどのようなものでしたか？

　　　　　うまくできた　　・　　うまくできなかった

具体的に：
....

● 健康的な大人の反応との対話によって，その状況で出てきた反応にどのような変化がありましたか？

....

....

● 今後対話するときの健康的な大人の反応として，どのような工夫ができそうですか？

....

....

....

幸せな考え方と健康的な大人の反応

22

311

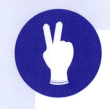

第22回のまとめ

- ☐ ポジティブな体験や幸せな考え方を，自分がもっていたことを確認しました。

- ☐ 頭の中に，生きづらい考え方をする自分とそれを検討する自分をイメージして，その二人の自分が対話を重ねることで，生きづらい考え方を変えていけることを学びました。

- ☐ 絶対にあなたの味方をしてくれる健康的な大人のイメージを明らかにしました。

- ☐ さまざまな反応に対して，絶対にあなたの味方をしてくれる健康的な大人のイメージが適切に反応することで，生きづらい反応が少なくなり，健康的な生活が送れるようになっていくことを学びました。

第23回

社会適応にむけて

年　月　日

ここで学ぶこと

▶社会の中で自分の力を発揮していくには、どのように心がけるとよいかを理解しましょう。

▶人と気持ちよく交流するのに、何が必要かを理解しましょう。

▶社会にどうしてきまりがあるのかを理解しましょう。

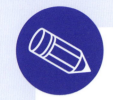

第23回を始める前に……

💡 自分がもっている力を社会で発揮していくにあたって、どんなことに気をつけてきましたか？

....
....
....
....
....

💡 人と接するとき、どんなことに気をつけてきましたか？

....
....
....
....
....

1　人間力を育てる

　社会で充実した生活を送っていく上で,備えておくとよい力をここでは「人間力」と呼ぶことにします。こうした力を備えていると,社会も尊重して接してくれることが多いです。

　この人間力を成り立たせているもののうち,ここでは,意欲,実行力,点検力を扱うことにします。

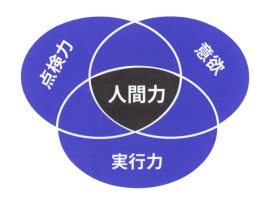

1 意欲

　意欲とは,物事に積極的に関わろうとするチャレンジ精神のことです。「やろう」,あるいは「やりたい」と思えないと,なかなか一生懸命に取り組むことはできません。意欲がなければ,何かをするにしても,「やらされている」と思うばかりで,楽しくもおもしろくもないでしょう。

2 実行力

　実行力とは,やろう,あるいはやりたいと思ったことを,実現していけるようにする力です。具体的には,どうやったら実現できるかを見通しをもって計画していく力,たとえその計画どおりにいかなくてもすぐに投げ出さない辛抱強さを含みます。また,いったん計画したものが本

当に目標の実現につながりそうかを冷静に判断して，ときにはその計画を修正できる柔軟性をもつことも大切です。加えて，その目標の実現に向けて周囲の協力や支援が得られるよう，人の助言を受け入れる力や，人から協力や支援を得られるような対人関係がもてることも役に立つことがあります。

3 点検力

点検力とは，特別な問題に出会ってからではなく，日ごろから時折，自分の生活を冷静に振り返る力のことです。どこまで何ができているかが分からないと，どこをどのように変えてよいか分かりません。ただがむしゃらに何かをするのではなく，十分に現状を分析して，取り組む課題を明らかにしていくことが，自分をより高めていくことに通じるのです。

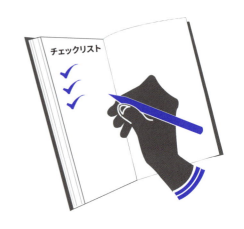

この意欲，実行力，点検力について，薬物依存からの回復を例にとって考えてみましょう。まず，薬物をやめていく意欲が本当にあるのか，その回復の目標に向けてどんなことを実行しているか，そして，その目標に向かってうまく日々の生活を送れているかを，時折，点検してみる，ということです。もちろん，これは，薬物依存からの回復に限りません。前向きな生活をいろいろ思い浮かべて，検討してみてください。

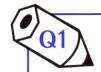

Q1 あなたの人間力についてうかがいます。

➡ どんなことに意欲がもてていますか？

....
....
....

➡ 日々の生活での実行力はどの程度ですか？

☐ 何か目標を設定して，生活している
☐ ある目標を達成するために，心がけていることがある
☐ 目標は，期間を決めて立てている
☐ 現実をみすえて，目標の修正や変更を行える
☐ 目標を達成するために，他者に協力を求めることもある
☐ 失敗しても，目標達成に向けて取り組み続けることができる
☐ 一つの目標を達成できたら，新たな目標を設定している
☐ 自分の能力や力量を，おおむね理解している
☐ スケジュール管理に気をつけている
☐ 自分の長所を生かした行動がとれる

➡ どのように自己点検を行っていますか？

例 点検表を作る，期間を決めて振り返る

....
....
....
....

社会適応にむけて

23

2　人とよい関係をもつには

　人と気持ちよく生活をしていくには，人と適切な関係を結べる力を備えている必要があります。

　薬物を使うにしても，「独りぼっちで寂しくて……」「人といさかいを起こしてイライラして……」「人から薬物を誘われてつい……」などと，対人関係が影響を及ぼしていることがよくあります。

　ここでは，どんな力を備えておくとよいかを見ていくことにします。

1　信頼する力

　あなたには，信頼できる人がいますか？　また，その人もあなたを信頼していると思いますか？　**お互いに信じ合っていると，安定した人間関係が結べる**ようになります。そして，ちょっとしたトラブルが生じても，うまく解決していくことができます。

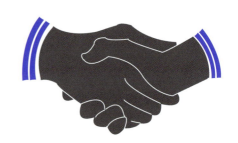

　薬物からあなたが立ち直るのにも協力してくれるような信頼できる人を探しましょう。

2　協力する力

　自分勝手な行動ばかりしていては，円滑な対人関係は結べません。ときには，**人と歩調を合わせて物事に取り組むことも大切**です。

　また，**人の役に立つように行動すること**も，喜ばれるでしょう。ただしその際，独りよがりに人の役に立っていると思い込むのではなく，相手に望まれている方向で協力できているかを，しっかりと見極めることが大切です。

日ごろからそう心がけているならば，あなたが困っているとき，人もあなたにきっと協力してくれるはずです。

3 対話する力

　自分の気持ちや考えを，人にきちんと伝えられていますか？　自分の気持ちや考えなど，理解してもらえるはずがないと思って，伝える努力をあきらめていませんか？

　また，それとは反対に，自分が一方的に人に意見を押しつけていませんか？　相手の側に立って，その相手の気持ちや考えを理解しようとしていますか？　人の話を引き出そうとして，その話に耳を傾けられていますか？

　対話とは，一つのボールをパスしあうようにやりとりすることです。そうしないと，十分な意思疎通ははかれません。

　「2 協力する力」の最後のところに関連して，自分は日ごろから人に協力しているのに，自分が困っているときに協力してくれる人がいないと感じている人がいるかもしれません。そんな人は，今自分は困っているので助けてほしいと，人にはっきり伝えてみるとよいでしょう。そうすると，支援が得られやすくなるはずです。

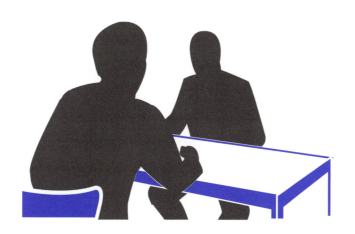

社会適応にむけて

4 合意形成の力

　人はそれぞれ違った意見をもっていて当然です。それなのに、自分と相手の意見が違うとき、自分の意見を押し通そうとしたり、あるいは反対に、自分の意見を押し殺してしまったりしていませんか？

　大切なのは、自分の意見と相手の意見の**折り合いをつける**ことです。お互いに、どうやったら納得のいく方向で意見をまとめられるか、考えることです。この上手に意見を調整していくことが、気持ちのよい人間関係を保っていくにあたって、とても大切です。

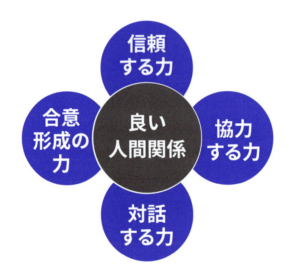

Q2 あなたの対人関係を結ぶ力について尋ねます。

➡ どんな人だと信頼できますか？

....

　どう工夫すると，もっと信頼し合えると思いますか？

....

➡ どんな人や場面だと協力できますか？

....

　どう工夫すると，もっと協力できそうですか？

....

➡ どんな人や場面だと対話できますか？

....

　どう工夫すると，もっとよく対話できるようになりそうですか？

....

➡ どんな人や場面だと合意形成ができますか？

....

　どう工夫すると，もっとよく合意形成ができそうですか？

....

社会適応にむけて

3　人からのはたらきかけについて

　これまで，あなたは，親，学校の教師，友達，職場の人，パートナーなどのいろいろな人から，「ああした方がよい」「こうした方がよい」などと助言されてきたことでしょう。あなたはそのはたらきかけに対して，どのようにとらえたり対応したりしてきましたか？

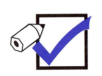　【人からの助言に対する気持ちや行動】

☐ 人は，自分を従わせようとする
☐ 叱責や忠告は，聞き流すことにしている
☐ 人から何か言われると，うるさいと思ってイライラする
☐ 人からあれこれ言われてしまうのは，自分ができないからだと，ゆううつな気分になる
☐ 自分のことを信じていないから，いろいろと言ってくるのだと悲しくなる

　多くチェックがついた人ほど，人からのはたらきかけを前向きにとらえることが苦手であるといえます。
　人の意見や考えを冷静に受け止められるようにするには，どんなふうにすればよいかを考えてみましょう。

4　さまざまな約束事

　約束というと、「窮屈なもの」「自分の自由をうばう嫌なもの」と思っているかもしれません。でも、実際に、そうでしょうか？

　たとえば、あなたに目標があり、その目標に向けて努力しているならば、それは、目標を達成しようという自分との約束を果たそうとしていることになります。

　また、身近な人とトラブルにならないようにするには、お互いに約束を守ることが基本になります。先に、人とよい関係を結ぶために、信頼し合える関係であることを挙げましたが、約束を守らずに、信頼し合える関係でいるのは難しいでしょう。約束を守ることは、信頼し合う関係をたもつために、なくてはならない大切な条件なのです。もしあなたが、「もう薬物をやらない」と身近な人に約束したのに、再び薬物を使ってしまって、信頼されなくなったという経験をもっているならば、約束を守ることと信頼とが深く関係していると、理解できるでしょう。

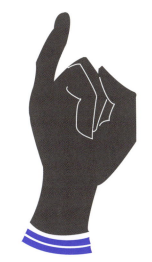

　ところで、約束とは、自分との約束や身近な人との約束に限りません。ある集団や地域社会の中で生きるには、守らなければならない約束事、つまり社会のきまりがいっぱいあります。みんながそれぞれに自分勝手なことをしていては、互いにしょっちゅうトラブルが起こってしまいます。つまり、きまりは、トラブルが起きずに安定した社会生活が送れるように、あらかじめ作られた決め事なのです。ある集団や地域社会の一員であるからには、そのきまりを守ることは義務なのです。そして、それを守らないでいると、その集団や地域社会では、生きづらくなるでしょう。

Q3 以下のことをされたとして，あなたはどのように感じますか？ 考えてみましょう。

- ➡ 列に並んでいたところ，横入りされたとして……

　……………………………………………………………………………………
　……………………………………………………………………………………

- ➡ 大切なものが，誰かにこわされたと気づいたとして……

　……………………………………………………………………………………
　……………………………………………………………………………………

- ➡ 急に誰かに殴られたとして……

　……………………………………………………………………………………
　……………………………………………………………………………………

- ➡ 青信号だから横断歩道を渡っているのに，横から車が信号を無視してつっこんできたとして……

　……………………………………………………………………………………
　……………………………………………………………………………………

社会のきまりは，あなたの行動に制限を加えますが，その一方で，きまりがあって，それがおおむね守られているからこそ，私たちは安心して日々を過ごせていることを実感できたのではないでしょうか……

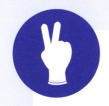

第23回のまとめ

☐ 社会で自分の力を発揮するには,意欲,実行力,点検力が大切であると分かりました。

☐ 人とよい関係をもつためには,お互いに信頼し,協力し合える関係になること,そして,対話する力や合意形成していく力があるとよいことが分かりました。

☐ 社会にある約束事を守ることは,その社会のメンバーの義務であり,その約束事があることで,メンバーが守られることを学びました。

第24回

社会適応へのまとめと対策

年　月　日

ここで学ぶこと

▶社会適応していくために，これまで学んできたことを振り返りましょう。

▶日々の生活で，どのような工夫ができそうかを考えて，それを実行できるよう対策を立てましょう。

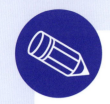

第24回を始める前に……

💡 第13回〜第23回の中で，なるほどと思ったり心に残ったのはどの回ですか？ それはなぜですか？

....
....
....
....
....

💡 第13回〜第23回の中で，今後，あなたの役に立ちそうなのはどの回ですか？ それはなぜですか？

....
....
....
....
....

第13回〜第23回は，社会でうまく生活していく心構えについていろいろと学んできました。この回は，これまでのまとめです。
　適応的な生活を送るための対策シート（pp.336〜337）を作りながら，これまで学んできたことを振り返って，十分に分かっていない，もう忘れてしまったなどと気づいたら，それに対応する箇所に戻ってみることが大切です。

1　誰にでも備わっている回復力

　この世の中で生活していく中で，誰もが多かれ少なかれ，いろんな大変なこと，辛いことに出会って，その結果，心のどこかが傷ついて満たされない気持ちでいる，つまり何らかの「生きづらさ」を抱えていることを学びました。あなたもその例外ではないでしょう。
　一方，私たちはともかくも今生きています。それは，私たちの心に生きのびよう，生きのびて幸せになろう，とする原動力のようなものが備わっているからであることを，第15回で学びました。その力が，生きづらさにやっつけられそうになっている私たちを救ってきてくれたからこそ，今日，生きているのです。傷つけられても生きのびて幸せになろうという力が回復力です。
　それでは，この心の回復力を強めていくことを中心に，これまでどんなことを学んできたかを振り返ることにしましょう。

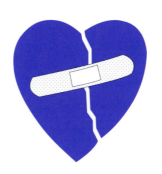

2 いざというときに守ったり支えてくれるのは……

「辛い」「傷ついた」「もうダメ」などと思うと，さらに気持ちが不安定になって，しっかりと考えられなくなりがちです。しかし，辛い状況に置かれたとしても，ここに戻ってくれば大丈夫という「安全なイメージ」を思い起こすことができれば，「自分は大丈夫」と思い直して，その辛い状況を乗り切ることができます。そこで，第13回では，自分が安全であるとの気持ちにさせてくれるイメージやものを考えてもらい，辛い状況では，それを思い起こすように訓練することをおすすめしました。あなたにとって，簡単に思い起こすことができる安全なイメージやものを，対策シートのp.337に書き込みましょう。

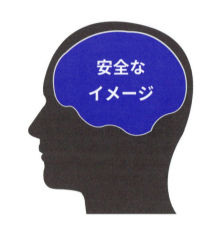

また，第14回では，あなたを支えてくれる（あるいは支えになりうる）さまざまな人間関係について考えました。乗り越えるのが難しい問題は，自分一人で抱え込まず，人の助けを借りながら乗り越えていけばよいのです。誰に，あるいはどこに，どんな助けを求めることができるかを，対策シートのp.337に書きこんでください。なお，実際に相談する際のポイントはp.189の「上手な相談の仕方や助けの求め方のリスト」にまとめてありますので，復習してください。

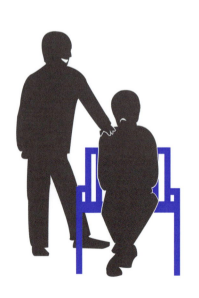

3　現実を把握する

　日々の生活では，いろいろな出来事，つまり心や体に負担をかけるストレス刺激に出会います。このことは生きていればある意味当然ですが，それまでの生活をあまりに大きく変えるほどの出来事にあったり，あるいはちょっとイライラするような出来事でもそれが積み重なると，心や体が疲れ切ってしまします。

　この対策として，第16回のp.213の「日常生活でイライラすること」を参考にして，自分がどんなことでストレスを感じやすいかを検討するのも一方法です。それに加えて，第17回で扱ったように，**そのときどきの自分の状態に気づくことがとても大切**で

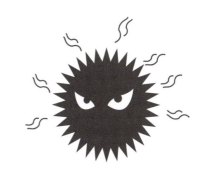

す。気分・感情や体の状態がいつもと違うと気づけば，それなりの対策がとれます。気づきにくいならば，p.225の「気分・感情のリスト」やp.227の「身体反応のリスト」を利用するのもよいでしょう。そして，さらに，その**気づいたことを，評価したり否定したりせずに，そのまま受け止め，興味をもって味わい，去っていくのを見守ることが大切**であると，第18回で紹介しました。その態度の基本については，p.241の「体験をそのまま受け止め，去っていくのを見守る基本」で確認してもらうとして，さまざまなワークのうち，あなたの気に入ったものを対策シートのp.337に書いてみましょう。これがうまくできるようになると，**体験に巻き込まれにくくなります。**

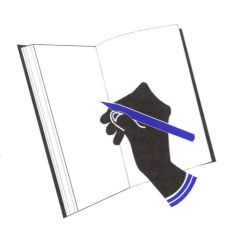

社会適応へのまとめと対策

24

4 対処方法の検討

　さまざまな出来事に出会った際，それにうまく対処できると考えられたり，実際にうまく対処できるならば，心や体の負担はそれほど大きくなりません。そして，望ましい対処方法とは，実際に自分にとって役立つもののことです。そのためには，ただ対処方法と思うものをやりっぱなしにするのではなく，その効果を確認することが大切です。その結果を検討する中で，もっとよい対処方法が見つかることも多いです。さらに，その効果とは，一時的でなく長期的にみて役立つもののことです。第19回のp.265の「対処方法の検討方法」にしたがって，日々実践してください。

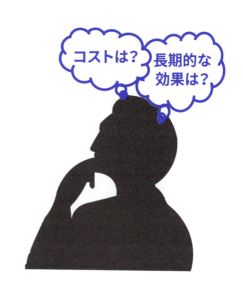

　また，ある状況では効果がある対処方法でも，違った状況ではそれが適当でないこともありますから，いろいろな対処方法をもっていればもっているほどよいわけです。pp.263〜264の考え，行動のそれぞれの対処方法の例を参考に，あなたが使える対処方法を対策シートのp.337に書いてください。そして，新たに使える対処方法が見つかるたびに，つけ加えていってください。

5 考えや考え方の工夫

　対処方法を増やすだけでなく，同じ出来事に出会っても，その出来事をどのように考えるかで，心や体の負担が変わってきます。たとえば，第17回のpp.231〜232の①〜⑤に挙げたような考えをすると，より出

来事を深刻にとらえてしまうことになります。あなたはどの考えをしやすいですか？ 自分の考えの癖を知っておくと，その癖が出たと気づきやすいので，自己チェッ

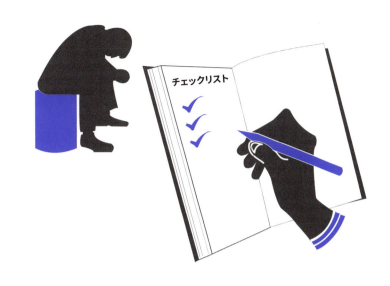

クして対策シートのp.336に書いてください。

　また，第17回では，ひとりでに浮かぶ考えが適当でない場合，それを適当な考えに置き換えるとよいことを学びました。p.230の「適当な考えかどうかの検討項目」を参考に，浮かんだ考えが適当か，適当でないとしてどんな考え方がよいかを検討し，適当な考えをするように訓練していきましょう。また，自分の考えがどのような結果をもたらしたかや，どのように自分の考えを変えたかを確認することを習慣づけるために，第17回ではp.236のQ1を使うことを提案しましたが，毎日続けているでしょうか？　これは，自分の体験を手に取って眺められるようにするものなのでおすすめです。ところで，そのときその場でひとりでに浮かぶ考えとは，いつも頭の中にある考え方，つまり自分，人，世界に対する思いが，その出来事なり置かれた状況なりに応じて出てきたものであることを第20回で扱いました。そして，その中で生きづらさに関連するものは，p.272で示したとおり，愛してもらいたい，物事をうまくできるようになりたい，自分の気持

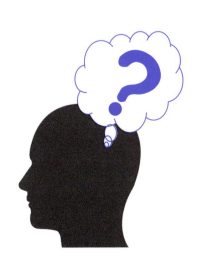

ちや考えを大切にしてもらいたい，のびのびとふるまいたい，自分を自分で律することができるようになりたい，という5つの欲求が子どものころに十分に満たされなかった結果，生じていることを説明しました。その結果生じるようになった考え方は，p.283のQ1にまとめてあります。どれがあなたの考え方に当てはまるのかを今一度確認して，対策シートのp.336に書いておきましょう。

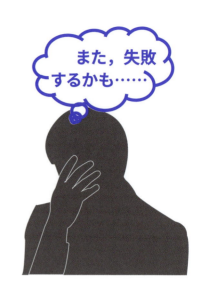

　ところで，第22回で扱ったように，その考え方が正しいかを今一度，あなたは自分に問いかけることができるのです。あなたがその気になったとき，一度といわず，p.303に示した「生きづらい考え方への問いかけ」を使って検討するのがよいでしょう。また，第21回では，生きづらさに関連する考え方をする人がとりやすい反応を扱いました。悲しんだりおびえたりすると「傷ついた子どものような反応」例はp.290，理不尽に怒ってくる言葉が浮かぶなど，「大人に傷つけられているような反応」例はp.291，その場の一時しのぎに過ぎず，実際にはかえってさらに悪い方向に向かわせてしまうような「感心できない反応」例はp.292に記してあります。どんな反応をしやすかったかを，確認の意味で対策シートのp.336に書いておきましょう。

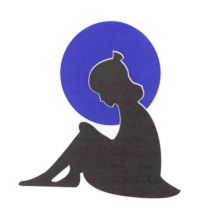

　これらの反応への対策として，第22回のp.306のような反応をする，絶対的にあなたの味方をしてくれるという「健康的な大人のイメージ」を作って，上のような反応と対話させることを扱いました。p.307で「健康的な大人のイメージ」を具体的に考えて

もらいましたが，そのイメージは大切ですから，対策シートのp.337に書きとめてください。最初，頭の中でそのようなやりとりをするのが難しいならば，身近な人に相手役をしてもらって練習するのもよいでしょう。練習を繰り返すうちに，自分一人でもできるようになります。

6 社会適応に必要なこと

　第23回では，社会で充実した生活を送っていく上での心構えを扱いました。第13回〜第22回の内容を身につけるならば，前向きに生きていこうとの意欲，そして実際にそれに取り組む実行力，さらに自身に対する点検力も備わってきているのではないでしょうか。また，人との関係についても，不要な警戒心を抱くことなく信頼したり，協力したり，しっかりと対話した上で合意形成に至ったりできるのではないでしょうか。そして，そのような心境になったとき，自分を大切にすると同時に，他人にも敬意を払えるようになり，その結果，みんなで作っている社会のきまりについても，社会の一員として守ろうと思えるようになるのではないでしょうか。

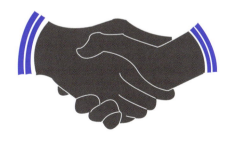

■ 適応的な生活を送るための対策シート

以下の枠の中に，あなたに当てはまる具体的な内容を書いてください。

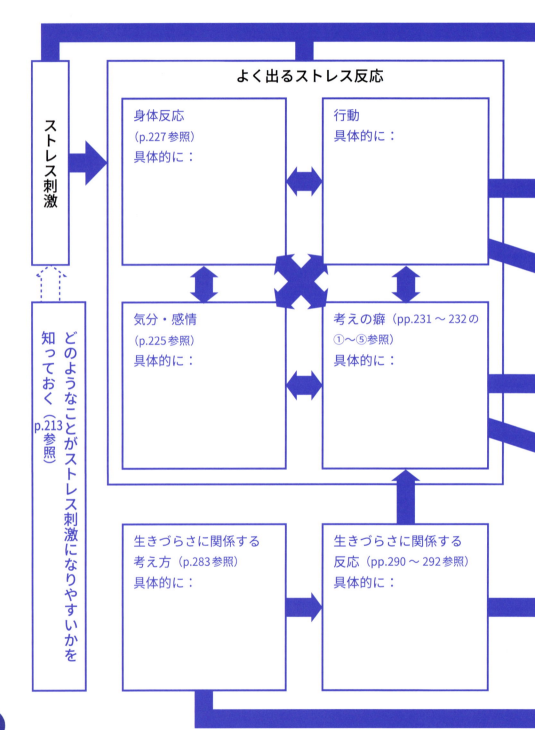

　　　　　　　　　　　　　　　　　　　　作成日　　年　　月　　日

そして，このシートを，どこを工夫するとより適応的な生活が送れるかを
検討するのに役立ててください。

【ストレスに巻き込まれないために】
体験をそのまま受け止める（第18回参照）
その具体的方法：

【ストレス反応を弱めるために】
安全なイメージやものを思い浮かべる（第13回参照）
その具体的イメージ等：

支えてくれる人に相談する（第14回参照）
その具体的な相談先：

【ストレス刺激にうまく対処するために】
対処レパートリーを広げる（pp.263〜264参照）
使える具体的対処方法：

【ストレス刺激のとらえ方を変えるために】
適当な考えに置き換える（p.230のチェックリストで検討）

【生きづらさを減らすために】
生きづらい考え方を検討する（p.303のリストをもとに）

生きづらい反応に対して，健康的な大人の反応がはたらきかける（第22回参照）

その健康的な大人の具体的イメージ（p.307参照）：

社会適応へのまとめと対策

24

第24回のまとめ

□ 誰にでも回復力があることを復習しました。

□ 安全なイメージを思い浮かべたり，適切な人に支援してもらうと，いろいろな場面を乗り切りやすくなることを復習しました。

□ 適切な現実の受け止め方や対処方法について復習しました。

□ 考えや考え方を工夫することで，生きづらさが軽減することを復習しました。

□ あなたが適応的な生活を送るための対策シートを作成しました。

□ あなたが，薬物の再使用に至ってしまうサイクルを特定し，それに対処する方法を考えました。

参考資料

⦿薬物依存等の相談ができる機関

- 医療機関の欄にはSMARPP実施機関を掲載しています。
- 行政機関の欄のうち，○印はSMARPP実施行政機関です。

地区	都道府県	医療機関	電　話	行政機関	電　話
北海道	北海道	北仁会旭山病院	011-641-7755	北海道立精神保健福祉センター	011-864-7121
		札幌太田病院（A）	011-644-5111	札幌こころのセンター	011-622-0556
		札幌トロイカ病院	011-873-1221		
東北	青森県			青森県立精神保健福祉センター	017-787-3951
	秋田県			秋田県精神保健福祉センター	018-831-3946
	岩手県			○岩手県精神保健福祉センター	019-629-9617
	宮城県			宮城県精神保健福祉センター	0229-23-0021
				仙台市精神保健福祉総合センター	022-265-2191
	山形県			山形県精神保健福祉センター	023-624-1217
	福島県			福島県精神保健福祉センター	024-535-3556
関東・甲信越	栃木県	県立岡本台病院（医観）	028-673-2211	栃木県精神保健福祉センター	028-673-8785
	茨城県	県立こころの医療センター	0296-77-1151	茨城県精神保健福祉センター	029-243-2870
	群馬県	県立精神医療センター	0270-62-3311	群馬県こころの健康センター	027-263-1166
		赤城高原ホスピタル	0279-56-8148		

地区	都道府県	医療機関	電　話	行政機関	電　話
関東・甲信越	埼玉県	県立精神医療センター	048-723-6803	埼玉県精神保健福祉センター	048-723-1111
				さいたま市こころの健康センター	048-851-5665
	千葉県	秋元病院（A）	047-446-8100	千葉県精神保健福祉センター	043-263-3891
		船橋市立医療センター（A）	047-438-3321	千葉市こころの健康センター	043-204-1582
	東京都	独法国立精神神経医療研究センター	042-341-2711	○都立中部総合精神保健福祉センター	03-3302-7575
		都立松沢病院（医観）	03-3303-7211	○都立多摩総合精神保健福祉センター	042-376-1111
		昭和大学烏山病院（急性期病棟）	03-3300-5231	○東京都精神保健福祉センター	03-3834-4100
		井之頭病院（A）	0422-44-5331		
		桜が丘記念病院（A）	042-375-6311		
	神奈川県	県立精神医療センター	045-822-0241	○川崎市精神保健福祉センター	044-200-3195
				○相模原市精神保健福祉センター	042-769-9818
	山梨県	県立北病院（医観）	0551-22-1621	県立精神保健福祉センター	055-254-8644
	長野県	県立こころの医療センター駒ヶ根	0265-83-3181	長野県精神保健福祉センター	0262-27-1810
	石川県			石川県こころの健康センター	076-238-5761
	新潟県	独法犀潟病院（医観）	025-534-3131	新潟県精神保健福祉センター	025-280-0111
				新潟市こころの健康センター	025-232-5560
東海・北陸	静岡県			静岡県精神保健福祉センター	054-286-9245
				静岡市こころの健康センター	054-262-3011
				○浜松市精神保健センター	053-457-2709
	愛知県	桶狭間病院藤田こころケアセンター（A）	0562-97-1361	○愛知県精神保健福祉センター	052-962-5377

地区	都道府県	医療機関	電　話	行政機関	電　話
東海・北陸	愛知県	八事病院（A）	052-832-2111	名古屋市精神保健福祉センター	052-483-2095
		独法東尾張病院（医観）	052-798-9711		
		医法和心会あらたまこころのクリニック（A）	052-852-8177		
	岐阜県			岐阜県精神保健福祉センター	058-231-9724
	三重県	県立こころの医療センター（A）	059-235-2125	三重県こころの健康センター	059-223-5241
	富山県	独法北陸病院（医観）	0763-62-1340	富山県心の健康センター	076-428-1511
	福井県			福井県精神保健福祉センター	0776-26-4400
近畿	滋賀県	県立精神医療センター	077-567-5023	県立精神保健福祉センター	077-567-5010
	京都府			○京都府精神保健福祉総合センター	075-641-1810
				○京都市こころの健康増進センター	075-314-0355
	大阪府	大阪府精神医療センター	072-847-3261	大阪府心の健康総合センター	06-6691-2811
		新阿武山クリニック（A）	072-682-8801	大阪市こころの健康センター	06-6922-8520
				堺市こころの健康センター	072-245-9192
	奈良県	独法やまと精神医療センター（医観）	0743-52-3081	奈良県精神保健福祉センター	0744-47-2251
	和歌山県	県立こころの医療センター	0737-52-3221	○和歌山県精神保健福祉センター	073-435-5194
	兵庫県			県立精神保健福祉センター	078-252-4980
				神戸市こころの健康センター	078-371-1900
中国・四国	鳥取県			県立精神保健福祉センター	0857-21-3031
	島根県			県立心と体の相談センター	0852-32-5905

地区	都道府県	医療機関	電　話	行政機関	電　話
中国・四国	岡山県	岡山県精神医療センター	086-225-3821	岡山県精神保健福祉センター	086-201-0828
				岡山市こころの健康センター	086-803-1273
	広島県	医法せのがわ瀬野川病院	082-892-1055	○県立総合精神保健福祉センター	082-884-1051
				広島市精神保健センター	082-245-7731
	山口県			山口県精神保健福祉センター	0835-27-3480
	徳島県			徳島県精神保健福祉センター	088-625-0610
	愛媛県			愛媛県心と体の健康センター	089-911-3880
	香川県			香川県精神保健福祉センター	087-804-5565
	高知県			県立精神保健福祉センター	088-821-4966
九州・沖縄	福岡県			福岡県精神保健福祉センター	092-582-7500
				○北九州市立精神保健福祉センター	093-522-8729
				○福岡市精神保健センター	092-737-8825
	佐賀県	独法肥前精神医療センター	0952-52-3231	佐賀県精神保健福祉センター	0952-73-5060
	長崎県			長崎こども・女性・障害者支援センター	095-844-5132
	大分県			大分県精神保健福祉センター	097-541-5276
	熊本県			○熊本県精神保健福祉センター	096-386-1255
	宮崎県			宮崎県精神保健福祉センター	0985-27-5663
	鹿児島県			鹿児島県精神保健福祉センター	099-218-4755
	沖縄県			県立総合精神保健福祉センター	098-888-1443

出典：松本俊彦　厚生労働省会議　平成25年版
SMARPP実施状況については，2016.09現在の状況を示す。
（A）はアルコール依存症中心施設　（医観）は医療観察法病棟

◉全国のDARC（ダルク）& MAC（マック）

ダルク	電話	ダルク	電話
アパリ	03-5925-8848	MACロイハウス	044-266-8744
日本ダルク	03-3891-9958	長野ダルク	0268-36-1525
東京ダルク	03-3807-9978	山梨ダルク	055-223-7774
東京ダルク セカンド・チャンス	03-3875-8808	山梨ダルク サポートセンター	0555-72-8652
ダルク女性ハウス	03-3822-7658	静岡ダルク	055-978-7750
フリッカ・ビーウーマン	03-3822-7658	スルガダルク	054-283-1925
北海道ダルク	011-221-0919	三河ダルク	0532-52-8596
とかちダルク	0155-67-0911	名古屋ダルク	052-915-7284
青森ダルク	017-754-4577	三重ダルク	059-222-7510
秋田ダルク	018-889-5060	富山ダルク	076-407-5777
仙台ダルク	022-261-5341	岐阜ダルク	058-251-6922
磐梯ダルクリカバリーハウス	0241-33-2111	びわこダルク	077-521-2944
鶴岡ダルク	0235-35-3720	京都ダルク	075-645-7105
新潟ダルク	0256-64-8233	木津川ダルク	0774-51-6597
栃木ダルク	0287-77-7157	大阪ダルク	06-6323-8910
茨城ダルク	0296-35-1151	神戸ダルクビレッジ	078-224-4244
日本ダルク アウェイクニィングハウス	0274-28-0311	鳥取ダルク	0857-72-1151
群馬ダルク	027-363-3308	岡山ダルク	0869-24-7522
鹿島ダルク	0299-93-2486	和歌山ダルク	073-499-5353
潮騒ジョブトレーニングセンター	0299-69-9099	広島ダルク	082-258-1256
千葉ダルク・デイケアセンター	043-209-5564	香川ダルク	080-3994-4173
千葉ダルク・九十九里ハウス	0475-32-6863	高知ダルク	088-837-9070
千葉ダルク・南房総ハウス	0470-27-3693	高知女性ハウス "ちゃめ"	090-7787-1910
日本ダルクトゥデイ・ハウス	0438-63-5005	長崎ダルク	095-848-3422
市原ダルク	0436-92-0616	宮崎ダルク	0985-38-5099
館山ダルク	0470-23-5210	ダルク女性ハウス・九州	0985-38-5099
埼玉ダルク	048-823-3460	大分ダルク	097-574-5106
八王子ダルク	042-686-3988	北九州ダルク リカバリーセンター	093-923-9240
相模原ダルク	042-707-0391	北九州ダルク デイケアーセンター	093-923-9240
女性シェルターとちぎ		九州ダルク	092-471-5140
横浜ダルク	045-731-8666	佐賀ダルク	0952-28-0121
川崎ダルクデイケアセンター	044-798-7608	熊本ダルク	096-345-1713
		鹿児島ダルク	099-226-0116
		沖縄ダルク　デイケアー	098-893-8406

マック	電　話	マック	電　話
札幌マック	011-841-7055	寿アルク	045-641-7344
秋田マック	018-874-7021	川崎マック	044-266-6708
新潟マック	0258-32-9291	名古屋マック	052-912-5508
さいたまマック	048-685-7733	大阪マック	06-6648-1717
みのわマック	03-5974-5091	京都マック	075-741-7125
山谷マック	03-3871-3505	広島マック	082-262-6689
ワン・ステップ	03-6458-3232	北九州マック	093-967-7691
立川マック	042-521-4976	ジャパンマック福岡	092-292-0182
横浜マック	045-366-2650		

ダルク情報：http://www.yakkaren.com/zenkoku.html　2017.05参照
マック情報：http://www7b.biglobe.ne.jp/~zen-mac/150226.pdf　2017.05参照

あとがき：両全会薬物プログラム開発会を代表して

　本書作成は，日本財団の平成27年度助成事業に始まりました。平成25年6月に成立した「刑法等の一部を改正する法律」（法律第49号）及び「薬物使用等の罪を犯した者に対する刑の一部の執行猶予に関する法律」（法律第50号）の対象者に対して，社会内で長期間にわたって行われるプログラムを準備する必要があるということで，上記助成によって，特定非営利活動法人両全トウネサーレが本書の監修者等に呼び掛けて始まったものです。

　本書のプログラムは，薬物依存症の方々の依存からの回復を目的とし，SMARPPとスキーマ療法を薬物離脱のために統合した構成になっています。SMARPPとは，ご存じの方も多いでしょうが，わが国の精神保健福祉センターや医療機関で薬物離脱への働きかけとして多く採用されているプログラムで，本書の監修者の国立研究開発法人国立精神・神経医療研究センター精神保健研究所薬物依存研究部部長 松本俊彦氏が，中心に作成されたものです。矯正施設や保護観察所等の薬物対策メニューとしても，このSMARPPを参考に開発したものやその一部を改変したもの，あるいはSMARPP本体を活用しています。そこで，本書の第I部は，松本俊彦・今村扶美著「SMARPP-24 物質使用障害治療プログラム」（金剛出版）をもとに，医療機関等の受診者以外の対象者も視野に入れながらワークブック形式で再構成しました。ただし，医学的知見の記述等は読者が難しいと感じることを懸念して，省略してあります。ですから，SMARPPそのものをしっかり学びたいという方は是非，そちらもご覧ください。

　また，もう一人の監修者でおられる洗足ストレスコーピング・

サポートオフィス所長 伊藤絵美氏は，我が国におけるスキーマ療法の先駆者であり，更生保護法人両全会で生活する女性の薬物事犯者に対しても，ローズ・カフェと称して働きかけを行ってこられました。そして，薬物使用に焦点を定めた働きかけよりも，どうすると社会適応できるかという広い認知を取り上げた方が，より積極的に対象者が参加してくれるとの処遇観をもたれておいででした。

　SMARPPも認知行動療法の視点を取り入れているものであることや，薬物依存症のタイプも種々であることから，取り組みやすいところから薬物離脱を目指せばよいという方針で従前のSMARPPに加えて，この伊藤先生のお考えも取り入れて作成したのが本書です。本書の第Ⅱ部は，伊藤絵美著「自分でできるスキーマ療法ワークブック1・2」（星和書店）を参考にして，薬物依存者に当てはまるように執筆しました。同ワークブック1で扱っている第2世代の認知行動療法を中心として，同ワークブック2のスキーマ療法の一部も扱いました。いろいろな概念が出てきて，少し難しい印象を与える面もあろうかと思われますが，いわゆる認知（本書では，専門用語を避けて「その時その場で浮かぶ考え」と表現）のみならず，自身のスキーマ（「いつも頭の中にある考え方」と表現）を理解することが，生きづらさから解放することにつながり，その結果，薬物に頼らなくても済むようになることから，少し欲張ってスキーマまでを扱うことにしました。スキーマ療法では，最近話題に取り上げられることが多くなってきたマインドフルネス（「体験をそのまま受け止め，去っていくのを見守る」と表現）も取り入れていますから，当然それにもふれています。ただし，紙面の都合から，割愛した部分は多いです。同書には多くの例も載っていますので，スキーマ療法そのものに興味がある方はぜひそちらもご覧ください。

　このほか，本職が長年非行少年等の処遇を実施してきた経験から，社会適応に必要と感じていたことについても第23回とし

て取り入れることにしました。

　本書は，早稲田大学文学学術院教授 藤野京子氏と同大学大学院文学研究科博士後期課程 藤掛友希氏が執筆しましたが，上述のとおり，本プログラムは，松本俊彦氏と伊藤絵美氏の多大なるご示唆とご協力により完成したものです。このほか，元中央更生保護審査会委員 川崎道子氏，筑波大学准教授・精神科医師 森田展彰氏，日本SST普及協会理事 品田秀樹氏からもご助言を賜りました。加えて，法務省保護局，全国更生保護法人連盟等からもご意見を賜りました。この場を借りてお礼を申し上げます。

　「薬物をやめるのは簡単，でもやめ続けることは難しい」という現実に対して，本ワークブックを活用することで，自分の生活や考えを振り返る手立てになることを祈念しております。

　冒頭で述べさせていただいたように，日本財団からの多大なご支援を頂いたお陰で本プログラムが完成しました。心から御礼申し上げます。また，本書を更生保護法人で活用する資料にとどめようかと思う一方で，できることならば薬物をやめられずに困っている人の手に届くようにしたいとの思いから，本書の出版についてご相談させていただいたところ，金剛出版代表取締役の立石正信氏が快くお引き受けくださり，中村奈々氏から，貴重なご助言に加えて，多大なご尽力を賜り，刊行の運びとなりました。この場をお借りしてお礼申し上げます。

　平成28年7月末日

　　　　　　　　　　　　　　　　　　　　　　　鷲野 薫

[監修者略歴]

松本俊彦
［まつもと としひこ］

●

国立研究開発法人 国立精神・神経医療研究センター 精神保健研究所
薬物依存研究部 部長

1993年佐賀医科大学卒業後，横浜市立大学医学部附属病院にて初期臨床研修を修了。2004年に国立精神・神経センター（現，国立精神・神経医療研究センター）精神保健研究所 司法精神医学研究部専門医療・社会復帰研究室長に就任。以後，同研究所 自殺予防総合対策センター副センター長などを歴任し，2015年より現職。

主著——『薬物依存の理解と援助』（金剛出版, 2005），『自傷行為の理解と援助』（日本評論社, 2009），『薬物依存とアディクション精神医学』（金剛出版, 2012），『アルコールとうつ, 自殺』（岩波書店, 2014），『自分を傷つけずにはいられない』（講談社, 2015），『もしも『死にたい』と言われたら——自殺リスクの評価と対応』（中外医学社, 2015），『SMARPP-24——物質使用障害治療プログラム』（共著, 金剛出版, 2015），『よくわかるSMARPP——あなたにもできる薬物依存者支援』（金剛出版, 2016），『薬物依存臨床の焦点』（金剛出版, 2016），『ハームリダクションとは何か——薬物問題に対する, ある1つの社会的選択』（共著, 中外医学社, 2017）など。

伊藤絵美
［いとう えみ］

●

洗足ストレスコーピング・サポートオフィス所長
千葉大学子どものこころの発達教育研究センター特任准教授
臨床心理士, 精神保健福祉士

慶應義塾大学文学部人間関係学科心理学専攻卒業。同大学院社会学研究会博士課程修了。博士（社会学）。大学院在学中より精神科クリニックにて心理職として勤務。個人カウンセリングや家族カウンセリングの他に精神科デイケアを立ち上げ, 運営に携わる。その後民間企業にてメンタルヘルスの仕事をした後, 2004年に洗足ストレスコーピング・サポートオフィス（認知行動療法を専門とする民間カウンセリング機関）を開業し, 2011年より千葉大学にて非常勤で勤務を開始。

著書・訳書——『認知療法・認知行動療法初級ワークショップ』（星和書店），『ケアする人も楽になる認知行動療法入門』（医学書院），『事例で学ぶ認知行動療法』（誠信書房），『認知行動療法実践ガイド』（ジュディス・ベック著, 共訳, 星和書店），『スキーマ療法』（ジェフリー・ヤング著, 監訳, 金剛出版），『スキーマ療法実践ガイド』（アーノウド・アーンツら著, 監訳, 金剛出版）など。

[著者略歴]

藤野京子
[ふじの きょうこ]

・

早稲田大学文学学術院教授
東京, 八王子等の少年鑑別所鑑別技官,
法務総合研究所室長研究官等を歴任

鷲野 薫
[わしの かおる]

・

特定非営利活動法人両全トウネサーレ理事,
国士舘大学法学部非常勤講師,
早稲田大学社会安全政策研究所招聘研究員
法務省仙台矯正管区管区調査官, 法務省大臣官房補佐官,
久里浜少年院長等9施設の院長を歴任

藤掛友希
[ふじかけ ゆき]

・

早稲田大学文学研究科博士課程

薬物離脱ワークブック

印刷
2017年9月20日
発行
2017年9月30日

●

監修者
松本俊彦　伊藤絵美

●

著者
藤野京子　鷲野 薫　藤掛友希
両全会薬物プログラム開発会

●

発行者
立石正信

●

発行所
株式会社 金剛出版
〒112-0005 東京都文京区水道1-5-16
電話 03-3815-6661
振替 00120-6-34848

●

装丁
臼井新太郎

装画
アライマリヤ

本文イラスト
藤野和男

組版
石倉康次

印刷所
シナノ印刷

●

ISBN978-4-7724-1576-7 C3011
©2017 Printed in Japan

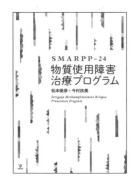

SMARPP-24
物質使用障害治療プログラム

［著］=松本俊彦　今村扶美
● B5判　● 並製　● 192頁　● 本体 2,400円＋税

薬物・アルコール依存症克服のための基本プログラム最新版〈SMARPP-24〉登場。
危険ドラッグや処方薬を取り上げたセッションも追加！

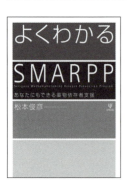

よくわかるSMARPP
あなたにもできる薬物依存者支援

［著］=松本俊彦
● A5判　● 並製　● 192頁　● 本体 1,800円＋税

マトリックス・モデルを基に〈SMARPP〉を開発した著者が，
薬物依存治療プログラムとしてのスマープを解説。

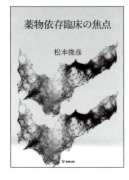

薬物依存臨床の焦点

［編］=松本俊彦
● A5判　● 上製　● 184頁　● 本体 2,800円＋税

薬物依存症克服のための基本プログラム〈SMARPP〉を開発した著者が，
臨床研究の成果と効果的な治療指針をわかりやすく解説。

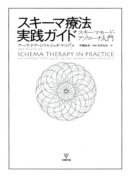

スキーマ療法実践ガイド
スキーマモード・アプローチ入門

［著］=アーノウド・アーンツ　ジッタ・ヤコブ
［監訳］=伊藤絵美
［訳］=吉村由未
● A5判　● 上製　● 360頁　● 本体 4,400円＋税

境界性パーソナリティ障害など対人関係に課題を抱えたクライエント対象とする
「スキーマ療法」プラクティカルガイド。